Muscle Function Testing — A Visual Guide

Karin Wieben
Bernd Falkenberg

肌肉功能检查指导手册

〔德〕卡琳·维恩本 编 著
〔德〕贝恩德·法尔肯伯格

白玉龙 主 译

天津出版传媒集团
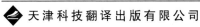
天津科技翻译出版有限公司

著作权合同登记号：图字：02-2015-204

图书在版编目（CIP）数据

肌肉功能检查指导手册/（德）卡琳·维恩本
（Karin Wieben），（德）贝恩德·法尔肯伯格
（Bernd Falkenberg）编著；白玉龙主译.—天津：天
津科技翻译出版有限公司，2018.1
书名原文：Muscle Function Testing—A Visual
Guide
ISBN 978 - 7 - 5433 - 3771 - 8

Ⅰ．①肌…　Ⅱ．①卡…　②贝…　③白…　Ⅲ　①肌肉 -
功能 - 检查 - 手册　Ⅳ．①R322.7

中国版本图书馆 CIP 数据核字（2017）第 271326 号

授权单位：Georg Thieme Verlag KG.
出　　版：天津科技翻译出版有限公司
出 版 人：刘 庆
地　　址：天津市南开区白堤路 244 号
邮政编码：300192
电　　话：(022)87894896
传　　真：(022)87895650
网　　址：www.tsttpc.com
印　　刷：天津市银博印刷集团有限公司
发　　行：全国新华书店
版本记录：890×1240　32 开本　8.75 印张　120 千字
　　　　　2018 年 1 月第 1 版　2018 年 1 月第 1 次印刷
　　　　　定价：98.00 元

（如发现印装问题，可与出版社调换）

译者名单

主　译

白玉龙　复旦大学附属华山医院

译　者（按姓氏汉语拼音排序）

高天昊　复旦大学附属华山医院北院

何　嫱　上海交通大学医学院附属仁济医院

李　策　复旦大学附属华山医院

李莹莹　复旦大学附属华山医院

梁　丹　复旦大学附属华山医院

刘　罡　复旦大学附属华山医院北院

刘培乐　复旦大学附属华山医院

陆蓉蓉　复旦大学附属华山医院北院

王　静　复旦大学附属华山医院

王瑜元　复旦大学附属华山医院北院

赵　娟　复旦大学附属华山医院北院

校　对

陆蓉蓉　高天昊

中文版序言

　　肌肉功能检查是康复评定中最基础的内容之一，是康复医学科从业人员应掌握的基本技能。但是目前对肌肉功能评定进行系统介绍的书籍尚不多。

　　本书的作者具有极其丰富的临床经验，他们对自己的工作进行了总结，在常规肌力分级6级(0~5级)的基础上，根据临床需要提出了7级(0~6级)的分级方法，但这一新的分级方法是否恰当，还需要时间进行检验。

　　本书以肌肉功能检查为主线，从基础知识、整体肌肉功能的快速评估，到头面部、脊柱、上肢和下肢等方面展开，内容非常丰富。在书的最后部分还设有习题集，帮助对书中的内容进行归纳总结，对知识点进行提炼，有助于规范临床肌肉功能的评定和检查。

　　希望本书能给康复医学相关人员带来指导和帮助！

复旦大学附属华山医院康复医学科主任
复旦大学上海医学院运动医学与康复系系主任
主任医师，教授，博士研究生导师

吴毅

2017年10月11日

中文版前言

　　康复功能评定学与临床医学中的诊断学具有相似的地位,只有了解患者功能障碍的部位、范围、程度等,才能制订针对性的治疗方案,才能预测患者功能的预后,也才能评价一种治疗方法的效果。所以说康复功能评定学是康复医学最重要的基础内容之一。本书的主题是肌肉功能检查,这是康复评定工作中最常用的、最基本的评估方法,无论在骨关节疾病还是神经系统疾病,乃至其他系统伤病的康复中,都具有重要的意义。因此我们翻译了这本《肌肉功能检查指导手册》。

　　本书有以下特点:在肌肉功能检查中加入了肌耐力的评估,有利于对肌肉功能更全面的了解,同时在基本评估之后还附有临床案例,能给读者全方位的信息,利于在康复临床实践中的应用。

　　我们竭尽所能,对原书进行了认真的翻译。但由于知识的局限,差错亦在所难免,尚请读者指正。

复旦大学附属华山医院康复医学科副主任
复旦大学附属华山医院北院康复医学科主任
主任医师,教授,博士研究生导师

2017 年 10 月 12 日
于上海

序　言

距第一次尝试评估肌肉功能缺损并记录具有可比性的检查结果已将近80年(Daniels等,1962)。肌肉检查经过多年的发展,有两件事凸显出来:一是这些评估方法在日常物理治疗中起到关键作用;二是使用者努力把肌力检查方法变得更为实用,对功能的针对性更强。应用这些检查可判定患者在接受治疗时的现状。此外,它们也是很有用的工具,可定期随访评估并用以监测治疗效果,也可帮助明确最终诊断。它们可为医师、物理治疗师、作业治疗师和运动治疗师提供相关信息,包括治疗途径、所有必要的修正信息、患者瘫痪的恢复情况、患者日常生活活动自理所需的支持,以及出院后的治疗需求。通过肌力检查,患者可观察到他们的治疗进展,进而减少其焦虑,同时治疗师可根据患者个体的功能状态调整治疗方案。检查结果可为运动康复领域的教练和运动训练师、残疾运动员等提供与运动表现相关的有价值的资料。无论是使用药物治疗、物理治疗还是作业治疗,在国内和国际采用统一的评价标准可使评估结果更具可比性。

脊髓损伤的症状多种多样,包括完全性瘫痪和部分性瘫痪。本书中描述的测试更适于分析孤立的功能障碍,以及评估这些功能障碍的检查方法和可能的代偿机制。在20世纪50年代,脊髓灰质炎患者周围性瘫痪的康复是现有评估方法发展的驱动力,多年来针对脊髓损伤治疗方法的不断改进也促进了该评估方法的发展。

多年来,Karin Wieben一直是德国汉堡BUK医院脊髓损伤中心物理治疗部的负责人,Bernd Falkenberg是其团队的成员之一。Karin与团队的其他成员紧密合作后发展形成本书中所呈现的观点,这些观点源于他们针对脊髓损伤患者的日常工作中，这些工作始于损伤急性期，并一直持续到综合康复治疗的完成。

0~5级肌肉功能分级体系是经过临床反复验证的、国际上公认的评估体系，本书在此基础上又增加了一个分级。所增加的6级肌力检查可帮助明确某一活动的耐力情况，进而确定患者潜在的肌肉无力。作者已在功能性描述中增加了与瘫痪相关的常见症状，并且也描述了潜在的无力情况对日常活动的影响。这可为发现隐藏的功能障碍及增加治疗的针对性提供一种额外的评价方法。

开辟新领域的先行者们愿意接受同行的各种意见，无论是认同的还是批评的。这一评估体系究竟是新的评估方法还是对既往评估方法的补充，是否会得到广泛应用，讨论结果都是具有决定性作用的因素。观点的碰撞有助于阐明一系列无法回答的问题，也会推动肌肉评估方法的进步，而且毫无疑问，本书中的内容定将促进这种进步。

德国汉堡 BUK 医院脊髓损伤中心前任负责人

F-W. Meinecke 教授

前　言

"保持工作的积极性并随时接受新思想。"

本书的德文版已经出版到了第 6 版,在过去的 20 多年中,它一直是医学典籍的一个组成部分。上面的座右铭一直是我们在修订每个版本时的指导原则。

因为当前肌肉检查方法已被证明是有效的,所以我们认为没有必要进行任何概念上的修改。本书是英文版第 1 版,内容基于德文版第 6 版。德文版第 6 版的变化涉及技术的补充,进而改进了版式布局。扩展了肌肉测试基础知识章节,增加了补充说明和解剖图示。面部表情肌和咀嚼肌肌力检查这一章节是全新的内容。我们添加了这部分内容,旨在为涉及头面部肌肉评估和训练的治疗师提供指导。

本书所提供的快速检查可以让检查者快速了解有关肢体或躯干肌肉的大体情况。随后,可应用特定的肌肉检查方法对肌肉功能进行详细的分析。

只有严肃认真地对待这些问题,学科进步才有可能实现。我们真诚地希望本书能够为此学科的进步尽一份绵薄之力,并且我们也欢迎来自读者的反馈。我们期待、接受和采纳大家的意见。我们特别高兴的是,现在英国的治疗师也可以看到这本书了,因为肌肉测试起源于英国,所以我们希望能得到英国治疗师积极的反馈信息。

我们要感谢 Georg Thieme Verlag 公司的 Eva Gruenewald 和 Fritz Koller 在本书德文版新版的完成过程中提供的宝贵帮助。我们也要感谢 Thieme 出版公司的 Angelika Findgott 和 Joanne Stead 在英文版编写中给予的帮助。我们特别要感谢我们的摄影师 Christian Knospe,感谢他的耐心和绝佳的专业摄影技术。最后，我们还要感谢 Irina Schatz,Bernd Falkenberg 的女儿 Anne Falkenberg 和儿子 Max Falkenberg,感谢他们甘当本书图示的模特。

Karin Wieben

Bernd Falkenberg

目 录

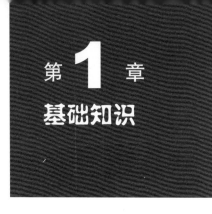

第1章
基础知识

徒手肌力检查

应用徒手肌力检查，通过完成特定的动作可以比较容易地确定肌群的力量。

在神经系统疾病患者中，对肌肉功能状态的准确描述有助于疾病的鉴别诊断和确定损伤部位。这些评估也为预后的判断提供参考信息。此外，肌力检查也是客观分析肌肉失衡的有效方法。在物理治疗过程中，定期重复这些检查，可有助于客观评价治疗过程，也可监测治疗目标的完成情况，并根据评估结果对治疗计划进行相应的调整。虽然使用仪器或肌电图能更客观地评估肌力，但这些方法更为复杂，并且只能测定特定的肌群，而不是在所有的情况下都能使用。

准确评估肌力的先决条件

为了评估关节主动活动范围，检查者需熟知关节力学、肌肉解剖学及其功能。评估过程必须准确、恰当和严格，其结果才可信。同时，检查者需要有丰富的经验才能综合分析，最终得出客观的测定结果。

不准确的评定方法会得出错误的结果，影响临床判断，并导致错误的结论。

以下为徒手肌力检查注意事项（Janda, 2009; Montgomery 和 Hislop, 2007）：

- 徒手肌力检查过程中，要求患者起始位置正确，并在适当的平面内运动。

■ 若患者在评估过程中需他人帮助保持稳定，检查者可固定其活动关节的近端。

■ 为了最大限度地缩小个体差异,肌力检查应由同一人完成。若可能,肌力检查不应由患者的治疗师来完成,因为其往往不能不带偏倚地完成评估。

■ 在确定肌力分级之前,需首先评价被动关节活动范围。在检查过程中,治疗师必须考虑到任何限制关节活动范围的因素,并在评估过程中注意观察这些因素。活动受限可能与关节(韧带、关节囊)、骨骼、肌肉或神经相关。关节状态评估动需应用中立位零度法,若由于上述因素的存在,患者无法在正常关节活动范围内活动,则在肌力评估时需纳入关节因素。

■ 评估过程中,检查者需根据患者的体质、年龄、性别和所希望评估的功能来调整阻力大小。如,对现役运动员施加的阻力应大于对患病老年人施加的阻力。评估拇指末节伸展肌力时,施加的阻力应小于检查屈肘时的阻力。如有疑问,可评估患者的健侧以确定个人最大肌力。

■ 检查者最后需将肌力测定结果记录在评分表。

■ 痉挛患者不适用于此方法。

肌力分级

0 级　参与运动的肌肉无肉眼可见或可触及的肌肉收缩。

1 级　当消除重力影响,参与运动或部分参与运动的肌肉有肉眼可见或可触及的肌肉收缩。

检查者可以通过触摸肌肉的起点、止点或肌腹来评估其张力。

某些情况下,当肌肉的止点和起点靠近时,很容易触及肌肉收缩。

肌力评估触诊点的图示请参考本书。

如果检查者对参与运动的肌肉的收缩活动存有疑问,则必须评估该肌肉完成其主要活动时的肌力。

一些肌肉由于其解剖位置的关系,难以触及,这些肌肉将在下面的章节列出。

2 级　消除重力影响,肌肉能完成全关节活动范围活动。

为了尽可能减小运动相关的摩擦力的影响，检查者应在被测肢体和测试平面间铺设衬布。

3 级　　肌肉可在对抗重力的情况下完成全关节活动范围活动。

4 级　　肌肉可在对抗重力和中度阻力的情况下完成全关节活动范围活动(阻力大小根据患者及具体活动进行调整)。

5 级　　肌肉可在对抗重力和最大阻力的情况下完成全关节活动范围活动（阻力大小根据患者及具体活动进行调整）(Janda, 2009; Montgomery 和 Hislop, 2007)。

6 级　　肌肉可在对抗重力和最大阻力的情况下完成全关节活动范围活动并重复至少 10 次。通过让患者重复运动 10 次,检查者可对患者的肌肉耐力有一个可靠的了解。"肌肉耐力是指在指定时间内(尽全力完成不超过 2 分钟)和大量负荷(超过最大力量的 30%)的情况下,神经肌肉系统所能产生的最大冲动数,在完成这一活动中,应使负载期间发放冲动的大小尽可能低"(Schmidt-bleicher, 1989)。

在日常生活中,患者对肌肉耐力的需求超过对最大肌力的需求。因此,在现有肌力的分级上增加一个肌力等级来评估耐力,这一考量是有意义的。

如果测定的肌肉力量在这一肌力分级内，徒手肌力检查很难确定正常肌力(个人最大肌力),可通过等速肌力测试进行详细评估。

在肌力 3、4、5 和 6 级的患者中,若不能用重力进行评估,检查者需人为加阻力。

如果肌力在两个分级之间,检查者应记录较低的肌力等级。

肌肉功能表

评分表需要有明确、详细的资料(见第 4~15 页)。除了患者的个人资料,表格还需包括以下信息:

- 哪些肌肉产生收缩活动并参与运动？在相应的肌肉处画×。
- 运动时肌力属于哪个等级？是否表现出一定的肌肉耐力？在表格运动活动行填写相应的等级(0~6)。
- 检查者需记录哪个脊髓节段支配肌肉和通过哪一外周神经支配肌肉。
- 检查者同时要记录评估日期及检查者姓名。

左侧									右侧						
							颈椎后伸								
							颈部背侧固有肌，C1–C8，脊神经背侧分支								
							胸椎后伸								
							胸部背侧固有肌，T1–T12，脊神经背侧分支								
							腰椎后伸								
							腰部背侧固有肌，L1–L5，脊神经背侧分支								
							颈椎前屈								
							胸锁乳突肌，副神经，颈丛 (C1–C2)								
							头前直肌，颈丛 (C1–C4)								
							头长肌，颈丛 (C1–C4)								
							颈长肌，臂丛，颈丛 (C2–C8)								
							躯干前屈								
							腹直肌，T5–T12，肋间神经								
							腹内外斜肌，T5–T12，肋间神经								
							躯干右旋								
							腹外斜肌，T5–T12，肋间神经								

患者姓名：
出生日期：
诊　断：
检查者：

日　期

（待续）

（续）

腹内斜肌,T10-T12,肋间神经和 L1					
躯干左旋					
腹外斜肌,T5-T12,肋间神经					
腹内斜肌,T10-T12,肋间神经和 L1					
躯干侧弯					
竖脊肌,C1-S4,脊神经背侧分支					
腹外斜肌,T5-T12,肋间神经					
腹内斜肌,T10-T12,肋间神经和 L1					
腹直肌,T5-T12,肋间神经					
背阔肌,C6-C8,胸背神经					
腰方肌,T12,肋间神经,L1-L3,腰丛					

患者姓名：＿＿＿＿＿＿＿＿＿
出生日期：＿＿＿＿＿＿＿＿＿
诊　　断：＿＿＿＿＿＿＿＿＿
检查者：＿＿＿＿＿＿＿＿＿

右侧						肌肉	左侧					
年月日							年月日					
						肩胛骨上提						
						斜方肌，下降部，副神经，斜方肌分支 (C2-C4)						
						肩胛提肌，C4-C5，肩胛背神经						
						肩胛骨下降						
						斜方肌，上升部，副神经，斜方肌分支 (C2-C4)						
						前锯肌，C5-C7，胸长神经						
						肩胛骨向脊侧内侧						
						斜方肌，副神经，斜方肌分支 (C2-C4)						
						菱形肌，C4-C5，肩胛背神经						
						背阔肌，C6-C8，胸背神经						
						肩胛骨向腹侧外侧						
						前锯肌，C5-C7，胸长神经						
						胸大肌和胸小肌，C5-T1，胸神经						
						肩关节上抬						
						三角肌，锁骨部，C4-C6，腋神经						

（待续）

（待续）

肱二头肌,C5-C6,肌皮神经

肩关节后伸

大圆肌,C6-C7,胸背神经

背阔肌,C6-C8,胸背神经

肱三头肌,长头,C6-C8,桡神经

三角肌,肩胛冈部,C4-C6,腋神经

肩关节外展

三角肌,C4-C6,腋神经

冈上肌,C4-C6,肩胛上神经

肩关节内收

胸大肌,C5-T1,胸神经

肱三头肌,长头,C6-C8,桡神经

大圆肌,C6-C7,胸背神经

背阔肌,C6-C8,胸背神经

肩关节外旋

冈下肌,C4-C6,肩胛上神经

小圆肌,C5-C6,腋神经

（续）

（续）

肩关节内旋							
肩胛下肌, C5–C8, 肩胛下神经							
大圆肌, C6–C7, 胸背神经							
肘关节屈曲							
肱二头肌, C5–C6, 肌皮神经							
肱肌, C5–C6, 肌皮神经							
肱桡肌, C5–C6, 桡神经							
肘关节伸展							
肱三头肌, C6–C8, 桡神经							
肘关节旋后							
旋后肌, C5–C6, 桡神经							
肱二头肌, C5–C6, 肌皮神经							
肘关节旋前							
旋前方肌, C8–T1, 正中神经							
旋前圆肌, C6–C7, 正中神经							
腕关节伸展							
指总伸肌, C6–C8, 桡神经							

（待续）

（待续）

| 桡侧腕长伸肌,C5-C7,桡神经 |
| 示指伸肌,C6-C8,桡神经 |
| 桡侧腕短伸肌,C5-C7,桡神经 |
| **腕关节屈曲** |
| 指浅屈肌,C7-T1,正中神经 |
| 指深屈肌,C7-T1,正中神经,尺神经 |
| 尺侧腕屈肌,C7-C8,尺神经 |
| 拇长屈肌,C7-C8,正中神经 |
| 桡侧腕屈肌,C6-C7,正中神经 |
| **腕关节尺侧偏移** |
| 尺侧腕伸肌,C7-C8,桡神经 |
| 尺侧腕屈肌,C7-C8,尺神经 |
| **手指屈曲/掌指关节 (MCP)** |
| 骨间掌侧肌和骨间背侧肌,C8-T1,尺神经 |
| 蚓状肌,C8-T1,正中神经,尺神经 |
| 指浅屈肌,C7-T1,正中神经 |
| 指深屈肌,C7-T1,正中神经,尺神经 |

（续）

手指屈曲/近端指间关节 (PIP)	
	指浅屈肌，C7-T1，正中神经
	指深屈肌，C7-T1，正中神经，尺神经
手指屈曲/远端指间关节 (DIP)	
	指深屈肌，C7-T1，正中神经，尺神经
手指伸展/MCP	
	指总伸肌，C6-C8，桡神经
	示指伸肌，C6-C8，桡神经
	小指伸肌，C6-C8，桡神经
手指伸展/PIP 和 DIP	
	指总伸肌，C6-C8，桡神经
	示指伸肌，C6-C8，桡神经
	小指伸肌，C6-C8，桡神经
	骨间掌侧肌和骨间背侧肌，C8-T1，尺神经
手指分指	
	骨间背侧肌，C8-T1，尺神经
	小指展肌，C8-T1，尺神经

（待续）

（待续）

手指并指

骨间掌侧肌，C8-T1，尺神经

拇指屈曲，拇指腕掌关节

拇长屈肌，C7-C8，正中神经

拇短屈肌，C8-T1，正中神经

拇短展肌，C8-T1，正中神经

拇对掌肌，C6-C7，正中神经

拇指屈曲，掌指关节

拇长屈肌，C7-C8，正中神经

拇短屈肌，C8-T1，正中神经

拇指屈曲，指间关节

拇长屈肌，C7-C8，正中神经

拇指伸展，腕掌关节

拇长伸肌，C7-C8，桡神经

拇短伸肌，C7-T1，桡神经

拇长展肌，C7-C8，桡神经

（续）

（续）

拇指伸展，掌指关节							
拇长伸肌，C7–C8，桡神经							
拇短伸肌，C7–T1，桡神经							
拇指伸展，指间关节							
拇长伸肌，C7–C8，桡神经							
拇指内收，腕掌关节							
拇内收肌，C8–T1，尺神经							
拇短屈肌，C8–T1，尺神经							
拇指外展，腕掌关节							
拇长展肌，C7–C8，桡神经							
拇短展肌，C8–T1，正中神经							

患者姓名：_____
出生日期：_____
诊 断：_____
检 查 者：_____

左侧							日期		**髋关节屈曲**				右侧							日期
									髂腰肌，L1～L4，腰丛，股神经											
									股直肌，L2～L4，股神经											
									缝匠肌，L1～L3，股神经											
									髋关节伸展											
									臀大肌，L5～S2，臀下神经											
									半腱肌和半膜肌，L5～S2，胫神经											
									臀中肌和臀小肌，L4～S1，臀上神经											
									大收肌，L3～L5，闭孔神经，胫神经											
									股二头肌，长头，L5～S2，胫神经											
									髋关节内收											
									内收肌群，L2～L5，闭孔神经，胫神经											
									臀大肌，L5～S2，臀下神经											
									半腱肌和半膜肌，L5～S2，胫神经											
									髋关节外展											
									臀中肌和臀小肌，L4～S1，臀上神经											

（待续）

（待续）

（续）

阔筋膜张肌，L4-L5，臀上神经
臀大肌，L5-S2，臀下神经
髋关节外旋
臀大肌，L5-S2，臀下神经
臀中肌和臀小肌，后部肌束，L4-S1，臀上神经
短外旋肌群，L1-S2，闭孔神经，臀下神经，骶丛
髋关节内旋
臀中肌和臀小肌，L4-S1，臀上神经
阔筋膜张肌，L4-L5，臀上神经
膝关节伸展
股四头肌，L2-L4，股神经
膝关节屈曲
半膜肌和半腱肌，L5-S2，胫神经
股二头肌，L5-S2，胫神经和腓总神经
足跖屈
小腿三头肌，S1-S2，胫神经
足背伸
胫骨前肌，L4-L5，腓深神经

趾长伸肌,L5-S1,腓深神经	长伸肌,L4-S1,腓深神经	**足旋前** 腓骨长短肌,L5-S1,腓浅神经	趾长伸肌,L5-S1,腓深神经	**足旋后** 小腿三头肌,S1-S2,胫神经	胫骨后肌,L4-L5,胫神经	胫骨前肌,L4-L5,腓深神经	**足趾屈曲** 趾长屈肌,S1-S3,胫神经	趾短屈肌,L5-S1,足底内侧神经	**蹞趾屈曲** 长屈肌和蹞短屈肌,L5-S3,胫神经,足底内侧神经	**足趾伸展** 趾长伸肌和趾短伸肌,L5-S2,腓深神经 **蹞趾伸展** 长伸肌和短伸肌,L4-S2,腓深神经
（续）										

神经水平诊断

当检查患者神经功能缺损时,必须明确受损区域。中枢神经系统和周围神经系统的损伤存在差异。但无论何种损伤,都应尽可能准确地定位。

锥体束通常被称为中枢传出通路 (图1),它起自大脑初级运动皮质。它包括皮质脊髓侧束、皮质脊髓前束及皮质核束。皮质脊髓侧束主要支配手和足的肌肉,以及上肢和下肢远端的肌肉;皮质脊髓前束支配颈部和躯干的肌肉,以及上肢和下肢近端的肌肉;皮质核束支配除眼肌以外的颅神经运动核。上述三个神经束都通过内囊进入大脑脚,此处分出皮质核束。皮质脊髓束则穿过延髓,在延髓和脊髓的移行处,皮质脊髓侧束交叉到对侧,而皮质脊髓前束则不交叉直接下行至其相应脊髓节段再交叉。皮质脊髓侧束主要支配肢体远端运动,而皮质脊髓前束支配姿势反射和躯干肌运动,在上肢和下肢运动过程中稳定身体姿势。其他系统,尤其是皮质下运动系统,也与锥体系控制的运动有密切相关。

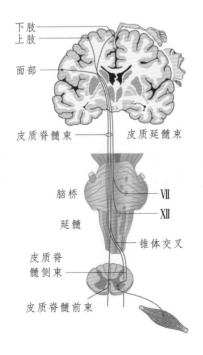

图1 运动系统:锥体束和骨骼肌肉系统在初级运动皮层的躯体投射(运动侏儒)。

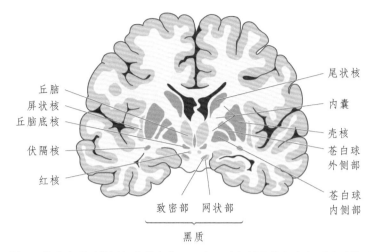

丘脑
屏状核
丘脑底核
伏隔核
红核

尾状核
内囊
壳核
苍白球外侧部
苍白球内侧部

致密部　网状部

黑质

图 2　端脑皮质下核团组成基底节区。在运动规划和执行中起到重要作用。

皮质下运动系统包括纹状体(尾状核和壳核)、丘脑底核和黑质(图 2)。这些皮质下中心之间存在相互联系并投射至大脑皮层，达到抑制或促进运动功能的作用(图 3)(Rohen, 2001)。周围运动系统起自脊髓前角运动神经元及其远端突触。中枢和周围神经系统疾病表现为肌张力及单突触反射的变化。脊髓或周围神经系统损伤还通常伴有感觉障碍的发生(见图 5 至图 8)。

　　肌张力增高通常表示存在中枢神经系统病变。但脑卒中和四肢瘫痪早期除外，在这些情况下，肌张力低下，但是之后肌张力也会增加。

　　周围神经系统病变通常表现为肌张力低下，迟缓性麻痹和肌肉萎缩(Duus, 2012)。在这些病变中，单突触反射变化与肌张力变化一致，即肌张力增高反射亢进，肌张力低下则反射减弱。中枢神经系统病变(如四肢瘫痪)及周围神经系统病变(如颈椎或腰椎间盘突出症)，损伤部位必须明确。周围神经系统病变更需进一步鉴别是神经根病变还是周围神经病变。

　　通过以下检查可准确定位病变部位：

- 肌力和关键肌
- 疼痛敏感性和皮肤敏感性
- 单突触反射

■ 肌力和关键肌

　　图 3 呈现的是运动支配示意图。该图明确表现出脊髓节段与对应椎体节段的局部位置关系。在脊柱上部,脊髓节段基本位于相应椎体水平。在脊柱下部,情况则不同,如腰 5 脊髓节段位于 T11 和 T12 椎体之间。这是由于在生长发育过程中,脊柱生长速度快于脊髓并长于脊髓所致。

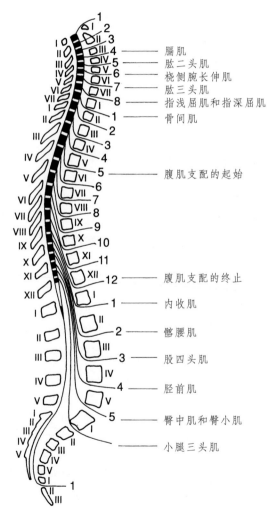

膈肌
肱二头肌
桡侧腕长伸肌
肱三头肌
指浅屈肌和指深屈肌
骨间肌

腹肌支配的起始

腹肌支配的终止

内收肌

髂腰肌

股四头肌

胫前肌

臀中肌和臀小肌

小腿三头肌

图 3   关键肌支配节段示意图。

图 4a,b 显示的肌肉为对应节段所支配的关键肌。大多数情况下，这些肌肉由相对应的脊髓节段支配。通过检查这些肌肉，可以知道相应神经节段情况。在脊髓损伤患者，若肱三头肌显示有神经支配而 C7 水平以下肌肉无活动，则提示 C7 以下完全性脊髓损伤。腰椎间盘突出症患者如果胫前肌肌力减弱，则提示损伤影响 L4 神经根。

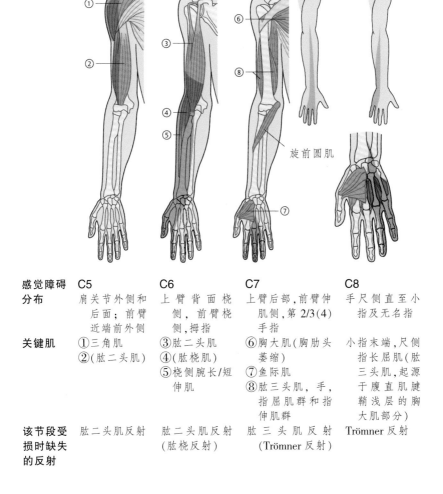

感觉障碍分布	C5	C6	C7	C8
	肩关节外侧和后面；前臂近端前外侧	上臂背面桡侧，前臂桡侧，拇指	上臂后部，前臂伸肌侧，第 2/3(4) 手指	手尺侧直至小指及无名指
关键肌	①三角肌 ②(肱二头肌)	③肱二头肌 ④(肱桡肌) ⑤桡侧腕长/短伸肌	⑥胸大肌(胸肋头萎缩) ⑦鱼际肌 ⑧肱三头肌，手，指屈肌群和指伸肌群	小指末端，尺侧指长屈肌(肱三头肌，起源于腹直肌腱鞘浅层的胸大肌部分)
该节段受损时缺失的反射	肱二头肌反射	肱二头肌反射(肱桡反射)	肱三头肌反射(Trömner 反射)	Trömner 反射

图 4a　上肢支配节段、关键肌、反射及感觉分布示意图。

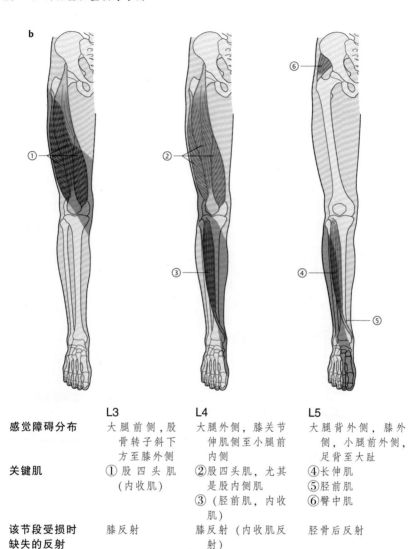

	L3	L4	L5
感觉障碍分布	大腿前侧，股骨转子斜下方至膝外侧	大腿外侧，膝关节伸肌侧至小腿前内侧	大腿背外侧，膝外侧，小腿前外侧，足背至大趾
关键肌	① 股四头肌（内收肌）	②股四头肌，尤其是股内侧肌 ③（胫前肌，内收肌）	④长伸肌 ⑤胫前肌 ⑥臀中肌
该节段受损时缺失的反射	膝反射	膝反射（内收肌反射）	胫骨后反射

图 4b　下肢支配节段、关键肌、反射及感觉分布示意图。

■ 疼痛敏感性和皮肤敏感性

感觉支配区域图能更精确地定位损伤节段。图 5 至图 8 显示脊髓节段与外周感觉支配的关系。触觉与疼痛的敏感度检查是最简单的检查方法。中枢神经系统损伤的患者如果其经皮感觉传导通路也有损伤，其感觉障碍(感觉缺失和痛觉缺失)区域在损伤部位以下分布广泛。偏瘫患者对侧身体感觉可能受累，因感觉传导束在一定节段交叉至对侧上行 (图 9)。完全性脊髓损伤患者表现为损伤平面下方触觉和痛觉消失。椎间盘突出压迫 L5 神经根，表现为 L5 皮节感觉异常和麻木。这种情况下，痛觉敏感度检查也表现为相应皮节的感觉减退或消失，比触觉检查更可靠(图 10)。如果病变位于更外周，如存在神经受压，表现为该神经支配皮节的感觉减退和痛觉减退(或感觉缺失或痛觉缺失)。这种情况下，检查触觉更精确，因为单个皮神经感觉区域划分比皮节更精确，后者皮肤敏感区域可能存在重叠(Duus，2012)。检查者用指尖轻触皮肤或用叩诊锤划过皮肤检查触觉，检查痛觉则通过针刺。

检查者从上到下对躯干及四肢进行针刺检查，并以环形模式检查，确保不同皮区可进行比较。

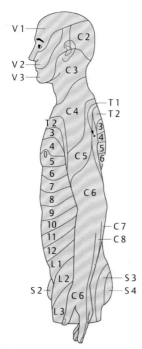

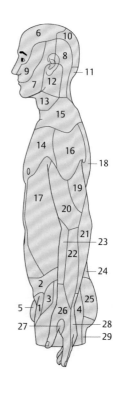

1. 髂腹股沟神经

2. 髂腹下神经

3. 生殖股神经(股支)

4. 股外侧皮神经

5. 阴茎背神经(阴部神经)

6. 三叉神经/1

7. 三叉神经/3

8. 枕小神经

9. 三叉神经/2

10. 枕大神经

11. 颈神经后支

12. 耳大神经

13. 颈横神经

14. 肋间神经前皮支

15. 锁骨上神经

16. 臂外侧上皮神经(腋神经)

17. 肋间臂神经(肋间神经)

18. 胸神经后支

19. 臂后皮神经

20. 臂外侧皮神经

21. 前臂后侧皮神经(桡神经)

22. 前臂上外侧皮神经

23. 前臂内侧皮神经

24. 髂腹下神经外侧皮支

25. 臀上神经

26. 桡神经浅支

27. 桡神经浅支的自主神经区域

28. 尺神经后支

29. 臀下神经

30. 指掌内侧总神经

图 7 侧面观:脊髓节段支配。

图 8 侧面观:周围神经支配。

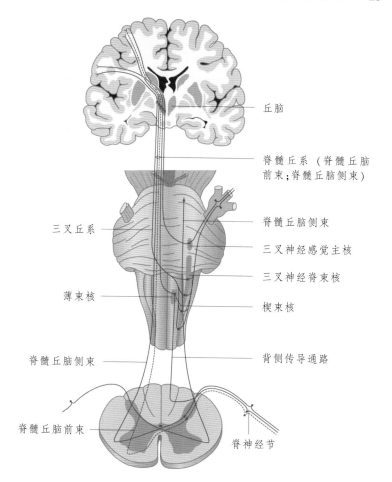

丘脑

脊髓丘系（脊髓丘脑前束；脊髓丘脑侧束）

脊髓丘脑侧束

三叉神经感觉主核

三叉神经脊束核

楔束核

背侧传导通路

三叉丘系

薄束核

脊髓丘脑侧束

脊髓丘脑前束

脊神经节

图 9　感觉传导通路，在相应脊髓节段交叉至对侧。

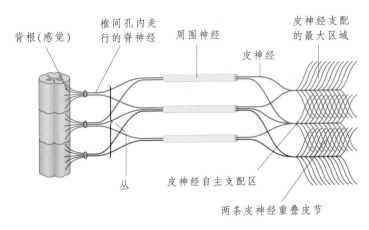

图 10　邻近后根的重叠皮节(皮肤感觉)。

■ 单突触反射

　　反射检查是评估颈、腰椎间盘突出症的另一重要标准。如果椎间盘突出或者脱垂(周围性损伤),根据损伤严重程度,相应节段的单突触反射较健侧减弱或消失。在颈椎,检查颈髓 C5、C6、C7 节段对应的反射,而在腰椎则检查 L3、L4、L5、S1 节段对应的反射(图 11 至图 16)。

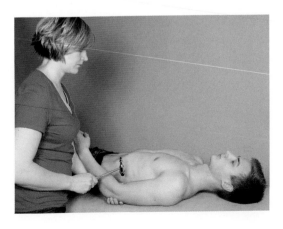

图 11　肱二头肌反射检查(C5 神经水平)。患者仰卧。检查者用手托住患者稍弯曲的手臂,将拇指置于肘部肱二头肌肌腱处,前臂放松置于患者体上,检查者用叩诊锤敲击拇指。正常反射表现为肱二头肌区域轻微收缩。

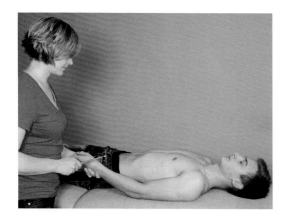

图 12　肱桡肌反射检查（C6 神经水平）。患者仰卧，屈肘，检查者托住患者手臂，用叩诊锤直接叩击肱桡肌桡骨茎突止点近端肌腱。正常反射表现为屈肘方向轻微收缩。

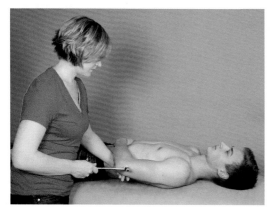

图 13　肱三头肌反射检查（C7 神经水平）。患者仰卧，屈肘，检查者托住患者手臂，用叩诊锤直接叩击尺骨鹰嘴上方肱三头肌肌腱。正常反射可以看到或感受到肌肉收缩。

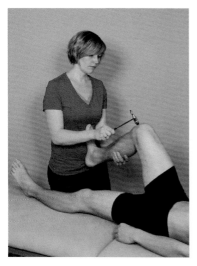

图 14　膝反射检查（L3、L4 神经水平）。患者仰卧，髋膝关节轻度屈曲，待测下肢抵住检查者腹部。检查者一只手放置于腘窝处托住患者下肢，用叩诊锤叩击胫骨结节与髌骨间的髌腱，此时股四头肌收缩下肢突然伸展。

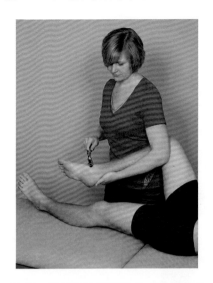 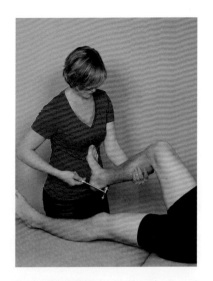

图 15　胫骨后肌反射检查（L5 神经水平）。患者仰卧，髋膝关节屈曲，足略旋前，检查者托住患者腿部，用叩诊锤叩击内踝和舟骨结节间的胫后肌肌腱。正常反射表现为足向旋后方向的肌肉收缩。胫骨后反射较难被引出。

图 16　踝反射检查(S1 神经水平)。患者仰卧，髋膝关节稍屈曲，待测足抵于检查者腹部，踝关节背屈，检查者一手托住患者腿部，另一手用叩诊锤叩击跟腱。正常反射表现为足向跖屈方向抽动(Hoppenfeld，1980)。

　　进行反射检查及结果评估要求检查者有一定实践基础，并熟悉解剖知识。在反射检查过程中，要求患者尽可能放松，因此，大部分反射检查都选择仰卧体位。

　　然而，困难的不是检查本身而是结果的评估。例如，检查结果除了双侧比较，上下肢也需要比较，因为有些患者本身反射就相对迟缓或亢进。此外，也需要规避一些潜在的会影响结果的错误因素。在检查前需适当牵伸肌肉。但是任何关节位置的改变都会影响反射的强度。检查者可将拇指放置于较薄肌腱上方并叩击拇指以引出反射。此外，检查时拇指压力必须一致，否则肌梭拉伸程度不同，会导致结果不同。如果反射难以引出，检查者可以要求患者抗阻收缩相应肌肉，然后再检查。

中枢神经系统损伤举例

以下为中枢性痉挛性瘫痪的症状体征(Duus, 2012):

- 肌力减弱,并伴有精细运动差
- 肌张力增高
- 反射活动增强
- 病理反射,有单突触反射减弱或消失,无退行性肌肉萎缩

■ C6 水平以下完全性脊髓损伤

徒手肌力检查。可检查的最深部的关键肌是桡侧腕长伸肌和桡侧腕短伸肌,两者都可能出现肌力下降。损伤初期,存在损伤节段下的迟缓性瘫痪(脊髓休克),此期,肌肉无自主活动,之后,出现痉挛性瘫痪,即不受控制的肌肉活动增加。

感觉检查。在损伤水平的皮区存在感觉过敏,损伤平面以下所有感觉缺失。

单突触反射。肱二头肌反射(C5)可正常引出,肱桡肌反射(C6)或在一定程度上减弱。在软瘫期,肱三头肌反射(C7)及所有单突触反射消失,在痉挛期则反射亢进。

■ 右偏瘫(左侧大脑半球损伤)

徒手肌力检查。无法测定肌力。损伤初期表现为迟缓性瘫痪,后期为痉挛性瘫痪(无法控制的肌肉活动增加)。损伤情况不同,运动功能存在很大差异。

感觉检查。根据损伤情况不同,触觉和疼痛感觉有不同程度受损,这种情况下,评估患者本体感觉和身体感知非常重要。这些特殊检查的具体评估方法不在本书所讨论的范围内。

单突触反射。迟缓期,反射消失;后期,痉挛肌群的反射亢进。

周围性损伤举例

以下为周围神经损伤的症状体征(Duus, 2012):

- 肌力下降或完全丧失
- 肌张力低下

- 反射减弱或消失
- 肌肉萎缩

■ L4–L5 椎间盘突出(L4 神经根受压)

徒手肌力检查。股四头肌和胫前肌肌力减弱。

感觉检查。L4 皮节感觉减退或消失。痛觉检查比触觉检查结果更可靠(见第 21 页)。

单突触反射。膝反射减弱。

■ 骨软骨病导致 C5–C6 的椎间孔狭窄(C6 神经根受压)

徒手肌力检查。肱二头肌和肱桡肌肌力明显下降。

感觉检查。C6 皮节感觉减退或消失。

单突触反射。肱二头肌反射或肱桡肌反射受影响。

■ 肱骨干下 1/3 处桡神经损伤

徒手肌力检查。肱三头肌肌力正常,手、指伸肌和肱桡肌表现为迟缓性瘫痪(无肌肉活动)。

感觉检查。前臂后皮神经支配区域和拇指及手背感觉缺失。

单突触反射。肱三头肌反射可正常引出,肱桡肌反射消失。

■ 脊髓灰质炎(脊髓前角和周围神经系统炎症)

徒手肌力检查。迟缓性瘫痪 (脊髓炎症节段支配区无自主肌肉活动)。

感觉检查。因只有前角运动神经元受炎症累及,故感觉不受影响。

单突触反射。受累肌肉反射消失。

■ 多发性神经病

通常有双侧功能障碍,多见于肢体远端。表现为累及多根神经的运动、感觉、自主神经功能障碍。通常情况下,表现为手套–袜子样感觉缺失、迟缓性瘫痪伴明显肌肉萎缩,以及皮肤营养障碍。由于本体感觉也受累,患者自述站立和行走时感觉不稳。

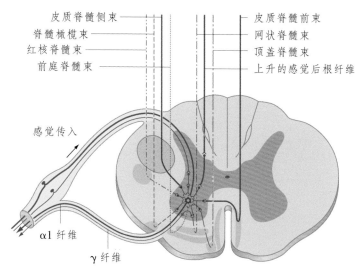

图 17　α、γ 运动神经元的影响。

肌肉协同作用

　　肌肉协同作用指在维持一个姿势或在运动过程中，不同肌肉的适当协调作用。这极大地影响了关节位置和肌肉骨骼系统主动或被动结构的负荷和超负荷。不同肌肉间若无协作，则无法完成特定的运动。

　　如果 C5 节段在颈椎前凸的位置，由于颈前部肌肉力量弱，此节段的椎间盘将受到更大的剪切力而不是压力。此外，小关节面在此位置承受负荷更大。如果异常姿势持续维持，颈部肌肉将持续受压并最终短缩，这就是过度负荷的最终结果(图 18)。

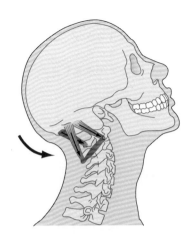

图 18　颈部肌肉短缩的作用:伸展。

当执行某一动作时,主动肌和拮抗肌之间、原动肌和稳定肌之间存在区别。

为了更好地理解我们的日常活动,可以将它们分解成简单的单轴运动。执行动作时需要肌肉配合良好、共同运动。极少部分的肌肉定位于只有单一方向的轴向运动,如在屈伸髋关节时,髋关节同时存在内外旋和内收外展。因此,为了在矢状面进行单纯屈曲运动,肌肉必须通过旋转来纠正这一动作,即通过内收和外展对抗及控制运动。为此,需要髂腰肌的外旋力量来抵消其他肌肉的作用使运动维持在所需平面。这些肌肉即为原动肌。

当肢体末端力量需要传递至躯干时则需要稳定肌的参与。因为几乎所有的屈髋肌都起自骨盆环(腰大肌和腰小肌除外),因此屈髋时骨盆和躯干必须维持稳定。这主要通过腹肌完成。如果没有这种稳定,则无法全力屈髋,且骨盆被拉至倾斜位并有腰椎前凸。

肩关节外展时,如果肩胛骨不能通过肩胛骨固定肌(斜方肌、前锯肌和菱形肌)与躯干维持稳定,则三角肌和冈上肌的全部肌力仅能发挥很小的作用,躯干肌将力量传递至骨盆带。

肌力检查时必须牢记这些知识,尤其是髋关节和肩关节检查中。另一方面,如果患者无法全力运动这些大关节,检查者必须确定肩胛带和骨盆带是否充分稳定。如果没有稳定,检查者应该徒手帮助稳定,以客观地评估关节运动。

　　肌肉失衡是肌肉协同作用障碍,可能由肌无力和(或)肌肉短缩所致。正如前文所述,肌肉骨骼系统主动或被动结构过度负荷表现为退化变性和肌腱病变。

徒手肌力检查分级

　　检查患者包括若干标准,包括患者既往史的询问、休息时的姿势的观察、主动运动时的评估、步态分析和肌力检查等。虽然这些情况包含了一定信息,但只有将所有信息整合分析才能得出准确的结论。为了充分了解患者整体的功能情况, 肌力检查是了解患者个体信息的一个重要方面。

　　如果患者主诉爬楼梯时无力, 通过肌力检查可以明确无力是由小腿三头肌、股四头肌还是伸髋肌无力所致。如果检查者观察到患者膝反弓, 通过肌力检查可以确定此种情况是由膝关节屈肌无力还是伸肌无力所致。如果患者存在跛行,肌力检查可以明确跛行是由肌无力所致还是由疼痛所致。

　　如果患者出现肩带代偿运动、关节活动范围受限(如手臂屈曲),必须鉴别上述症状是由肩关节无力所致还是由肩带肌无力所致。如果这两组肌群肌力都正常,则必须寻找其他原因,如是由肩关节囊挛缩还是由肌肉短缩导致的活动受限。

　　有效的治疗(如在适当的时间开始治疗)符合患者和治疗师的最大利益。肌力检查有助于发现和精确评估现有的肌无力。肌力检查可以解释偏离正常的运动、分析异常姿势并确定病因。通过定期重复进行肌力检查,可以监测治疗效果。

采集患者的病史时,病史信息经常会提示肌肉无力。遇到这样的情况,快速评估有助于全面了解肌肉功能。

相对于整体功能评估而言,这些整体评估中的单个结果尚不足以作为定向治疗的参照依据。然而,这些单个评估结果在临床实践中仍具有一定作用,可为进一步的特定肌肉评估打下基础。

这些检查都对肌肉力量进行评估,同时也对协调功能和神经肌肉系统进行测评。

当检查者只进行快速评估时,无法根据这些评估结果判断患者是否存在肌力减弱。

在评估时,若检查者观察到患者无力,则必须进一步评估患者的协调功能并进行特定的肌肉功能检查,以确保评估结果的准确性。

针对 6~16 岁儿童的 Matthiass 姿势能力检查

该测试方法可评估躯干肌、肩带肌和附着于肩胛骨至胸廓肌肉等的肌肉功能(Matthiass,1979)。

取位。患者取站立位进行检查。嘱患者向前抬高上肢至 90° 并保持 30 秒(图 19a,b)。

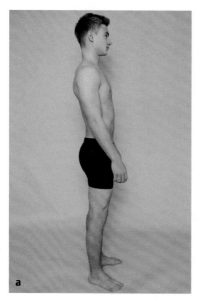 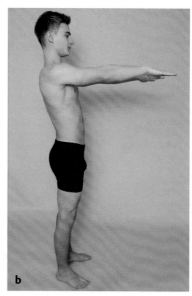

图 19

评估。如果患者在一定时间内能够保持这一姿势，则认为该患者"姿势正常"。

如果患者在测试结束之前姿势发生变化，如上肢高度降低或身体上部向后弯曲(增加腰椎前凸)，或是不能保持肩带后缩，则该患者姿势无力为Ⅰ度(图 20a,b)。

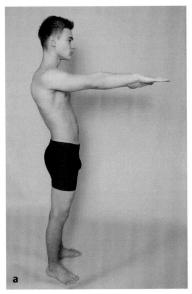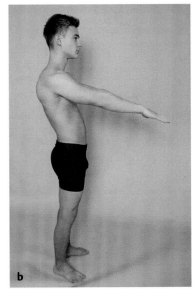

图 20

如果患者无法完全达到测试位置，则其姿势无力为Ⅱ度（图 21）
（Buckup，2008）。

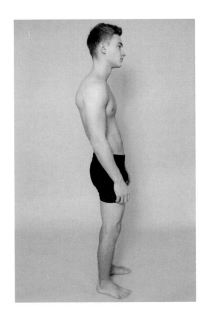

图 21

足趾和足跟行走检查

　　该测试主要针对下腰椎神经根病变的患者,用以评估足背屈肌(脚跟行走)或小腿三头肌(足趾行走)的整体肌力。

　　取位。嘱患者在房间里行走,先用足跟行走,之后用足趾行走,将全部体重从一侧下肢转移至另一侧下肢(图 22a,b)。

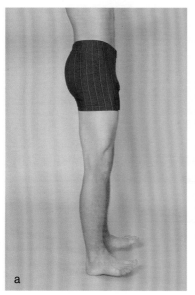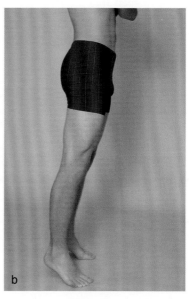

图 22

　　评估。足跟站立困难但不伴前足下垂提示 L4-L5 神经根可能损伤。足趾行走困难提示 S1 神经根损伤(Buckup,2008)。

单腿站立

该测试可提供髋外展肌肌力的相关信息。

取位。患者在不使用手臂帮助保持直立的情况下单腿站立,患者必须将骨盆保持在水平面上,没有明显将重心转移至站立腿的髋关节(图23a)。

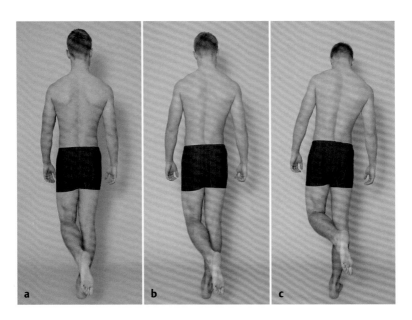

图 23

评估。如果患者下肢肌力弱,则非站立侧的骨盆下降,或重心明显转移至站立侧髋关节,以减少外展肌维持此姿势所做的功(图 23b,c)(Buckup,2008)。

下蹲

通过患者完成下蹲动作的情况，可评估患者髋关节和膝关节伸肌力量。

取位。患者尽可能在无支撑情况下下蹲和站起(图 24a，b)。

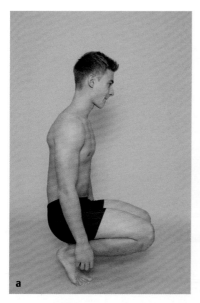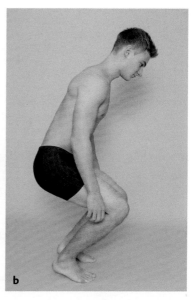

图 24

评估。若存在肌无力,患者会尝试将手扶于大腿处来进行支撑。

俯卧撑

肩胛带、伸肘肌和躯干肌的整体肌力可通过让患者进行俯卧撑来进行评估。当然，为了完成这一运动，患者的骨盆、髋部及下肢也需要足够的力量(图 25a)。

取位。患者两手距离与肩同宽，手指向前。身体和下肢呈一条直线，足趾触地。在此姿势的基础上，患者弯曲上肢直至上臂呈水平位，之后再伸展上肢。

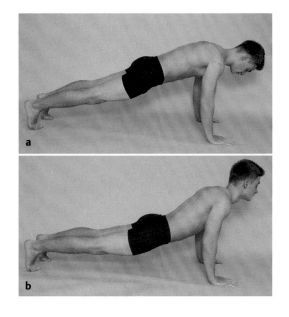

图 25

评估。可以观察到各种肌无力的体征：上肢屈伸不充分(肱三头肌或者肩胛固定肌无力)、后背塌陷(躯干肌无力)、骨盆位置改变(骨盆或髋部肌肉无力)或下肢不稳定(股四头肌或趾屈肌等无力)(图 25b)。

儿童有时候不愿意做俯卧撑。测试者可选择"小推车游戏方式"(儿童双手撑地，测试者双手分别提起儿童左右脚踝)来代替，低龄的患者似乎更喜欢这种测试。

台阶测试

膝伸肌和髋外展肌可通过让患者跨上平台的动作来进行评估。

取位。患者在无支撑情况下跨上平台(图26)。

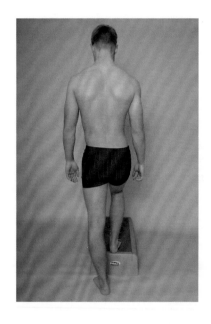

图26

评估。如果膝伸肌无力,患者会尝试将手扶于大腿处来进行支撑。

若髋外展肌无力,患者将无法将身体保持在中立位,会将其体重转移至测试侧。

 侧平板式

侧平板式用于评估躯干侧面肌肉和髋关节外展肌。

取位。患者侧卧,用一侧前臂支撑,将同侧身体顶起。躯干呈一直线并保持住(图27a)。

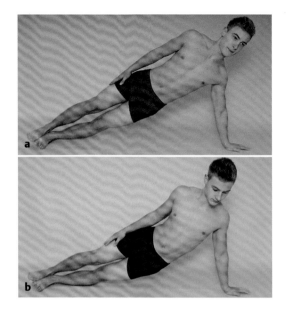

图 27

评估。如果患者不能从平面上撑起,或骨盆塌陷,说明躯干肌力弱(图 27b)。

头部肌肉

头部肌肉主要分为三组：

- 咀嚼肌
- 面部表情肌
- 眼肌

触诊这些肌肉时,患者取仰卧位,检查者坐在检查台的头端。

咀嚼肌

咀嚼肌主要参与颞颌关节的开合运动。它们往往以协同的方式一起收缩,因此无法单独评估每块肌肉的肌力。咀嚼肌主要由三叉神经(第 V 对颅神经)第三分支下颌神经支配(图 28a,b 和图 29a)。

■ 咬肌和颞肌(图 28a,b)

肌肉	起点	止点	功能
咬肌	颧弓	下颌支的外侧面,从下颌切迹至下颌角	闭口
颞肌	颞骨	从下颌骨冠突的顶部和内侧面至冠突的基底部	闭口并向后牵拉下颌骨

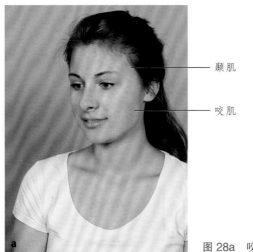

颞肌

咬肌

图 28a 咬肌和颞肌的触诊点。

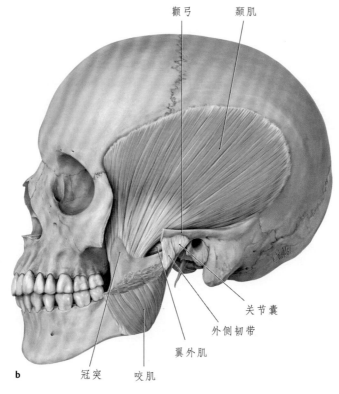

颧弓   颞肌

关节囊

外侧韧带

翼外肌

冠突   咬肌

图 28b 咀嚼肌。

■ 翼外肌和翼内肌(图 29a)

肌肉	起点	止点	功能
翼外肌	主头:起自翼突外侧板的侧面、上颌结节 副头:起自蝶骨大翼	翼肌凹(下颌骨髁突)，颞下颌关节关节盘	双侧收缩时可使下颌骨向前,并参与闭口运动;一侧收缩则可使下颌向对侧移动 部分翼外肌纤维也参与张口运动
翼内肌	翼窝(蝶骨,翼突)腭骨	下颌角内侧面,面向咬肌	碾磨动作

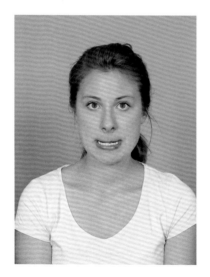

图 29a　翼外肌和翼内肌无法在外部触及。

面部表情肌

　　所有表情肌(图29b)都止于表皮边缘。所以，它们可以移动皮肤，也很少被肌肉筋膜覆盖。

　　面部表情肌均由面神经(第Ⅶ对颅神经)支配(图29c)。面神经损伤后会导致患侧面部所有肌肉迟缓性瘫痪，出现口角下垂和眼裂闭合不全的症状。

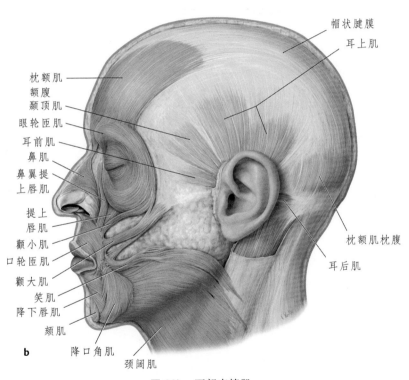

枕额肌
额腹
颞顶肌
眼轮匝肌
耳前肌
鼻肌
鼻翼提
上唇肌
提上
唇肌
颧小肌
口轮匝肌
颧大肌
笑肌
降下唇肌
颏肌

帽状腱膜
耳上肌

枕额肌枕腹

耳后肌

b　　降口角肌
颈阔肌

图29b　面部表情肌。

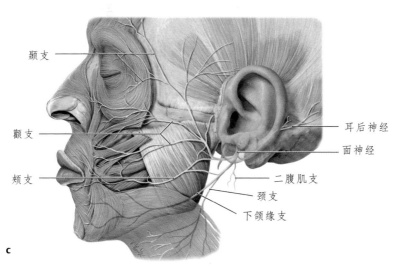

图 29c 面神经。

■ 口周围肌

肌肉	起点	止点	功能
鼻翼提上唇肌 (图 30)	起自眼轮匝肌(上颌骨,额突)	鼻孔及上唇	面部表情:唇部及鼻孔的运动 脸颊及颏部皮肤
提上唇肌(图 30)	起自眼轮匝肌(眶下缘)	鼻孔及上唇	同鼻翼提上唇肌
颧小肌(图 30)	起自眼轮匝肌(颧骨,外侧面)	口角	同鼻翼提上唇肌
颧大肌(图 31)	颧骨,外侧面	口角	面部表情肌肉(微笑时的肌肉)
笑肌(通常是颈阔肌的一部分) (图 32)	咬肌筋膜	口角	向后牵拉口角

肌肉	起点	止点	功能
降口角肌(图33)	下颌骨基底部	口角和下唇	向下牵拉口角
提口角肌(图34)	上颌尖牙窝	上唇和口角的肌肉	提口角
降下唇肌(图35)	下颌骨基底部	下唇	向下牵拉下唇
口轮匝肌(图36)	包括边缘部和唇部	口裂	嘴唇皱起
颏肌(图37)	下侧切牙的牙槽骨嵴	颏部的皮肤	噘嘴
颏横肌(图37)	下颌骨的前方和侧方	口角	同颏肌
颊肌(图38)	下颚骨体,上颌骨,牙槽突的后端,颊咽筋膜	口角	缩小口腔,压出空气;咀嚼时的重要肌肉

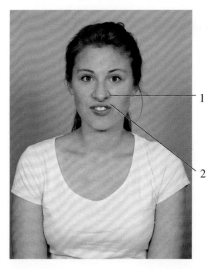

图30 鼻翼提上唇肌、提上唇肌和颧小肌触诊点。

1：提上唇肌和鼻翼提上唇肌

2：颧小肌

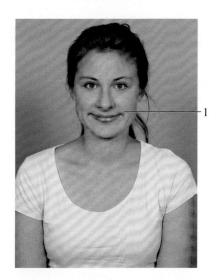

图31 颧大肌触诊点。

1：颧大肌

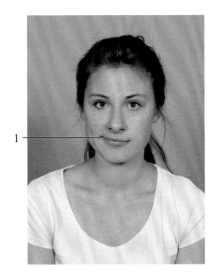

图 32　笑肌触诊点。

1：笑肌

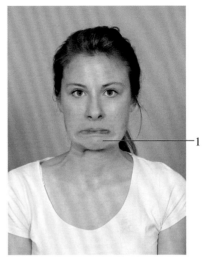

图 33　降口角肌触诊点。

1：降口角肌

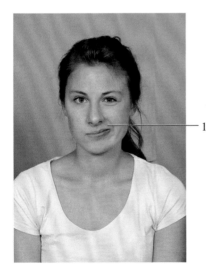

图 34　提口角肌触诊点。

1：提口角肌

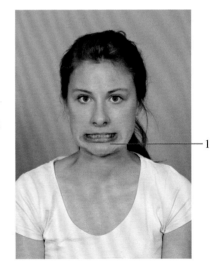

图 35　降下唇肌触诊点。

1：降下唇肌

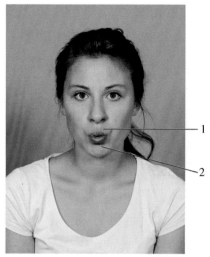

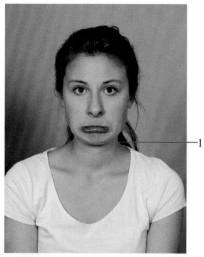

图36　口轮匝肌的边缘部及唇部触
诊点。

1: 口轮匝肌边缘部

2: 口轮匝肌唇部

图 37　颊肌及颊横肌触诊点。

1: 颊肌和颊横肌

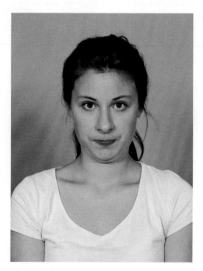

图 38　颊肌不能被触及。

■ 头皮肌肉 (颅顶肌) (图 39)

肌肉	起点	止点	功能
枕额肌,额腹	眶上缘	颅顶腱膜	头皮运动
枕额肌,枕腹	最上项线	颅顶腱膜	头皮运动
颞顶肌	颞筋膜,浅层	耳郭前部和上部的 皮肤和颞筋膜	头皮运动

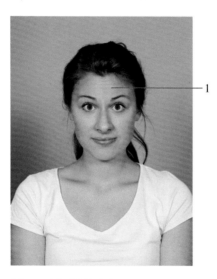

图 39 颅顶肌触诊点。

1：颅顶肌

■ 鼻部肌肉

肌肉	起点	止点	功能
鼻肌(图 40)			鼻孔运动
横部	尖牙根部上方	鼻背腱膜	
翼部	侧切牙上方	鼻孔边缘	
降鼻中隔肌 (图 41)	中切牙上方	鼻中隔软骨	下拉鼻孔

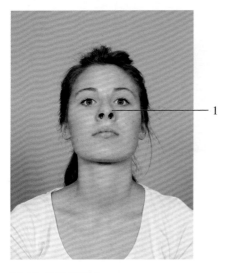 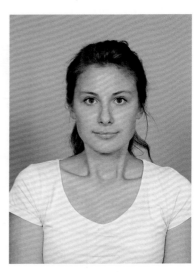

图 40　鼻肌触诊点。　　　　　　　图 41　降鼻中隔肌无法触及。
1：鼻肌

■ 睑裂部肌肉

肌肉	起点	止点	功能
眼轮匝肌(图 42)			
眶部	上颌骨,额突,眼内眦	类似于括约肌样围绕在眶部周围;部分上移至眉毛处	在外眼角形成放射状皱褶 闭合眼睑 压迫泪囊 运动眉毛
睑部	睑内侧韧带	睑外侧缝	
泪囊部	泪后嵴	环绕泪管和泪囊	
降眉肌(图 43)	额骨,鼻部	眉毛处的皮肤	眉毛及前额处皮肤的运动
皱眉肌(图 43)	额骨,鼻部	眉毛处的皮肤	眉毛及前额处皮肤的运动
降眉间肌(图 44)	鼻骨背侧	眉间的皮肤	上抬鼻部的皮肤

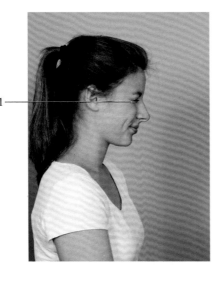

1

图 42　眼轮匝肌触诊点。
1: 眼轮匝肌

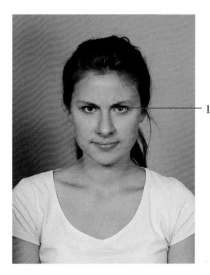 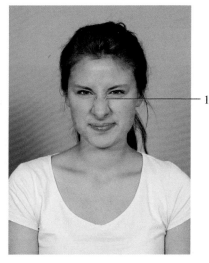

图 43　降眉肌和皱眉肌触诊点。　　　图 44　降眉间肌触诊点。

1: 降眉肌和皱眉肌　　　　　　　　　　1: 降眉间肌

■ 外耳部肌肉

肌肉	起点	止点	功能
耳前肌	颞筋膜,浅层	耳轮棘	外耳的运动
耳上肌	颅顶腱膜	耳郭根部	外耳的运动
耳后肌	乳突,胸锁乳突肌肌腱	耳郭根部	外耳的运动

　　为完整起见,本书也列出了外耳部的肌肉。它们也被认为是组成表情肌的一部分。然而,实际上它们很少被用到,因此,在肌肉功能测试时,这部分内容不是十分重要。

■ **颈阔肌**

颈阔肌是颈部扁平表浅的肌肉，直接止于皮肤。它的走行起自口角,逐渐增宽,覆盖了颈部及锁骨部,最终止于胸部第二肋处的皮肤。颈阔肌也是组成表情肌的一部分。

- ■ 神经支配:面神经
- ■ 作用:拉紧颈部皮肤

眼肌(图 45 和图 46)

因为这些肌肉位于眶窝内,不能触及,此处不再描述其起止点。

肌肉	功能
上直肌(动眼神经)	向上看,并向内转动眼球
下直肌(动眼神经)	向下看,并向外转动眼球
外直肌(展神经)	向外看(外展)
内直肌(动眼神经)	向鼻侧看(内收)
上斜肌(滑车神经)	向下看,并向内转动眼球
下斜肌(动眼神经)	向上看,并向外转动眼球
上睑提肌(动眼神经)	上提眼睑,惊讶的表情

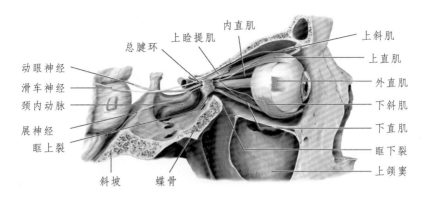

图 45　眼肌。

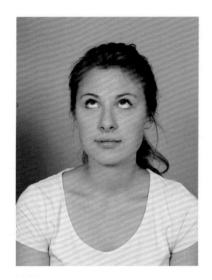

图 46a　眼肌无法触及。

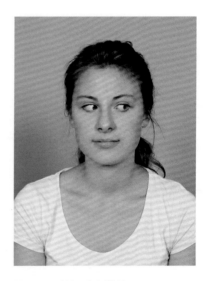

图 46b　眼肌无法触及。

临床情况——实践示例

面神经麻痹(第Ⅶ对颅神经)

面神经瘫痪表现为患侧面部表情肌的无力或完全瘫痪。典型表现为口角下垂及不能完全闭口,以及患侧不能皱眉及眼睑闭合不全。当患者尝试大笑或讲话时,症状最为明显。

大部分患者是特发性面神经瘫痪,常由面神经(第Ⅶ对颅神经)的损害引起。

■ (疱疹)病毒感染

各种病原体,病毒(特别是疱疹病毒)和细菌,都会引起面神经瘫痪。

■ 其他病因

面神经瘫痪也可由其他压力诱导的损伤所引起,如肿瘤、水肿、出血或先天性畸形(十分罕见)。

面神经损伤也可导致颈阔肌瘫痪。

展神经麻痹(第Ⅵ对颅神经)

患者的眼睛往往是向内凝视,患侧眼睛不能旁边斜视,导致特征性的头部姿势。患者将头部转向患侧。

该神经独特的走行路径使得它在颅内压升高时会出现损伤。

滑车神经麻痹(第Ⅳ对颅神经)

患者在阅读及爬楼梯时出现复视。他们常常用头部倾斜向健侧来作为代偿。颅脑损伤通常导致滑车神经损伤。

动眼神经麻痹(第Ⅲ对颅神经)

当动眼神经损伤时,上直肌、下直肌、内直肌、下斜肌和上睑提肌都会出现瘫痪,从而导致眼球固定在外下方,同时出现眼睑下垂遮住瞳孔(上睑下垂)。

脊柱肌肉和徒手肌力检查

颈椎、胸椎和腰椎伸展(图 47 和图 48)

	肌肉	起点	止点
	竖脊肌,外侧束		
	横突间肌		
1A	腰髂肋肌	骶骨,髂嵴外侧唇,胸腰筋膜	上腰椎肋突,第 6-9 肋
1B	胸髂肋肌	下 6 肋	上 6 肋
1C	颈髂肋肌	第 3-6 肋	C4-C6 椎体横突
	(C4-L3 后支)		
2A	胸长肌	骶骨,腰椎棘突,下胸椎横突	内侧:腰椎附件,胸椎横突;外侧:肋骨,腰椎(肋突),胸腰筋膜
2B	颈长肌	T1-T6 椎体横突	C2-C5 椎体横突后结节
2C	头长肌	T3-T5 和 C5-C7 椎体横突	乳突
	(C2-L5 后支)		

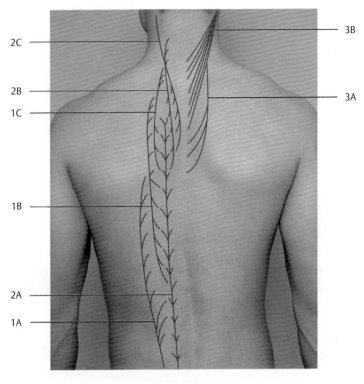

图 47　参与颈椎、胸椎和腰椎伸展的肌肉。

1A：腰髂肋肌

1B：胸髂肋肌

1C：颈髂肋肌

2A：胸长肌

2B：颈长肌

2C：头长肌

3A：颈夹肌

3B：头夹肌

肌肉	起点	止点
脊横突肌		
3A 颈夹肌	T(3)4–T(5)6 和 C4–C7 椎体棘突	C1 和 C2 椎体横突
3B 头夹肌	T1–T3 和 C4–C7 椎体棘突	乳突区
(C1–C8 后支)		
内侧束	在颈椎和腰椎中按节段排列在	
直肌	T1–T2、T2–T3、T11–T12、T12–L1	
4A 腰棘间肌	之间;连接相邻的棘突	
4B 胸棘间肌		
4C 颈棘间肌		
(C1–T3、T11–L5 后支)		
5A 颈后横突间肌	连接 C2–C7 相邻椎体横突后结节	
(C1–C6 后支)		
5B 腰内侧横突间肌	连接相邻腰椎乳突及副突	
(L1–L4 后支)		

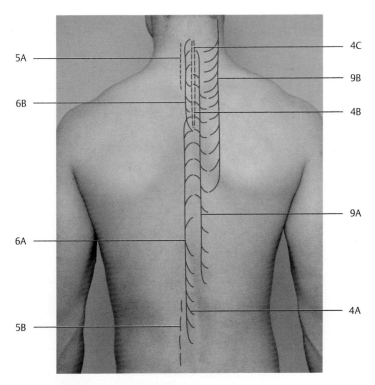

图 48   参与颈椎、胸椎和腰椎伸展的肌肉。

4A：腰棘间肌
4B：胸棘间肌
4C：颈棘间肌
5A：颈后横突间肌
5B：腰内侧横突间肌
6A：胸棘肌
6B：颈棘肌
9A：颈半棘肌和胸半棘肌
9B：头半棘肌

	肌肉	起点	止点
6A	胸棘肌	T10–L3 椎体棘突	T2–T8 椎体棘突
6B	颈棘肌	C6–T2 椎体棘突	C2–C4 椎体棘突
	C2–T10 后支		
	斜肌		
7A	(颈) 回旋短肌和		
7B	长肌	尤其在胸部，这些肌肉起自横	
	胸(腰)最长肌	突，止于相邻上位椎体的棘突或	
		跳过下一个棘突止于其底部	
	(T1–T11 后支)		
8	多裂肌	最长肌筋膜浅层、骶骨背面、腰	肌束跨越 2~4 个椎
		椎乳突、胸椎横突、C4–C7 椎体	体，止于相邻高位
		关节突	椎体的棘突
	C1–S4 后支		
9A	颈半棘肌和胸半	所有胸椎的横突	C4–C7、T1–T6 椎体
	棘肌		棘突
9B	头半棘肌	T4–T7 椎体横突、C3–C7 椎体关	上项线和下项线之
		节突	间
	C1–C5、C3–C6、		
	T4–T6 后支		

■ 颈椎伸展 (图 49)

	肌肉	起点	止点
	颈短肌		
10	头后小直肌 (C1 枕下神经)	寰椎后结节	下项线内侧
11	头后大直肌 (C1 枕下神经)	C2 椎体棘突	下项线
12	头上斜肌 (C1 枕下神经)	寰椎横突	枕骨
13	头下斜肌 (C1 枕下神经)	C2 椎体棘突	寰椎横突

临床症状

　　短缩：会导致颈椎前屈、侧弯及旋转活动范围受限。由于颈短肌也受累，寰枕关节倾斜也受限。由于代偿，颈椎上部和颈椎中部伸展增加，导致其他椎体节段位置异常。这些节段的活动明显受限。

　　单侧挛缩会导致颈椎节段脊柱侧凸和运动功能障碍。疼痛放射到肩膀和手臂，也伴头痛或头晕，这是肌肉短缩持续存在的结果。

　　无力：如果颈椎伸肌无力，患者对头部的控制不充分，可能影响平衡。

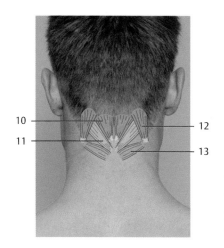

图 49 无法触及参与颈椎伸展的肌肉。
10:头后小直肌
11:头后大直肌
12:头上斜肌
13:头下斜肌

　　1 级　患者侧卧,触诊颈椎伸肌。检查者将枕头置于患者头下,预防颈椎向一侧倾斜。仅能触及颈短肌这一整体,其他颈椎伸肌也仅能作为一个整体进行评估。

　　2 级　患者侧卧(图 50a)。检查者固定患者肩带,全关节活动范围包括颈椎伸展和寰枕关节向后运动。

　　3 级　患者俯卧位(图 50b)。患者头部悬于检查台边缘外,检查者固定上胸椎,参照 2 级肌力测试检查关节活动范围。

　　4~6 级　起始姿势、固定方式和活动范围都参照 3 级肌力检查(图 50c)。

　　检查者在患者头后部施加阻力,活动范围参照 2 级肌力检查。

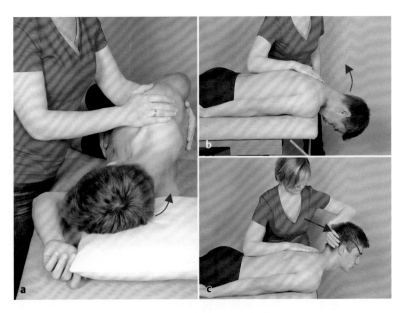

图 50　颈椎伸展 2~6 级肌力检查。

■ 胸椎伸展

短缩：胸椎屈曲、旋转和侧弯活动范围受限。

单侧短缩导致胸椎节段脊柱侧凸和运动功能障碍。也会导致疼痛放射至肩膀和手臂。

无力：胸椎伸肌无力主要表现为不能伸直胸椎。胸椎后凸加重，相邻节段的椎体也表现出生理弯曲增加（见第 87~90 页）。

1 级　患者俯卧位，检查者触诊胸椎伸肌。嘱患者抬高头部，检查者触诊椎旁肌紧张度。胸椎伸肌无法单独触诊，而深部肌群根本无法触及（图 47 和图 48）。

2 级　患者转为跪位，放低头部，双臂置于身体两侧（图 51a）。在这种姿势下，大部分腰椎伸肌处于放松状态，上肢靠近躯干，检查者固定骨盆和腰椎。

嘱患者抬高头部、肩带和上肢。患者可部分伸展胸椎。

3 级　起始姿势、固定方式参照 2 级肌力检查，患者充分伸展胸椎。

4 级　起始姿势、固定方式和活动范围参照 3 级肌力检查（图 51b）。患者须举起上臂似球门柱的形状（因力臂更长导致难度增加）。

5~6 级　起始姿势、固定方式和活动范围参照 3 级肌力检查。此时，患者双臂扣紧置于头后（图 51c）。

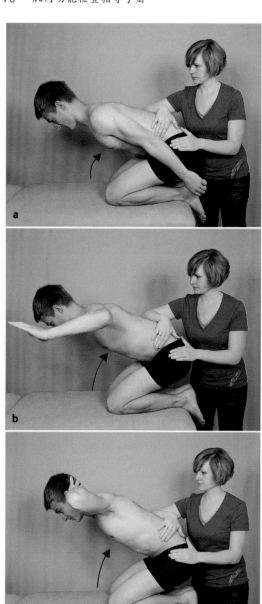

图 51　胸椎伸展 2~6 级肌
力检查。

■ 腰椎伸展

临床症状

　　短缩：腰椎屈曲、旋转和侧弯活动范围受限。受限增加了腰椎前凸曲度,进而加重了骨盆倾斜,髋关节屈曲更为显著。在很多情况下,可造成腹肌和髋关节伸肌无力。单侧短缩导致脊柱侧凸姿势以及腰椎、骨盆和髋关节区域的功能障碍。

　　无力：腰椎伸肌无力可表现为坐位时脊柱后凸,或当患者从地上提物时腰椎后凸。患者自诉病史中存在腰椎运动过度相关的症状,如长时间站立时自觉不稳和疼痛,而活动可使疼痛缓解。患者也诉夜间痛,活动后可缓解。在多数情况下,加强肌肉力量训练疗效显著。

　　1 级　患者俯卧位,检查者触诊腰椎伸肌。

　　嘱患者抬起头部和胸部,检查者触诊所有相关肌肉。深层的腰椎伸肌无法触及(图 47 和图 48)。

　　2 级　患者侧卧于检查台边缘(图 52a),屈髋屈膝 90°,腰椎于后凸位。

　　检查者托住患者的双下肢,固定上半身,嘱患者通过向后移动骨盆伸展腰椎,在此过程中,患者髋关节和膝关节始终保持屈曲 90°。

　　3 级　患者俯卧(图 52b),骨盆和双下肢悬于检查台边缘外,以使腰椎保持后凸位。屈髋屈膝 90°,检查者托住患者双下肢。患者从骨盆处开始伸展腰椎,髋关节和膝关节始终保持屈曲 90°。

　　4~6 级　起始姿势同 3 级肌力检查(图 52c)。检查者在骶骨处施加阻力。

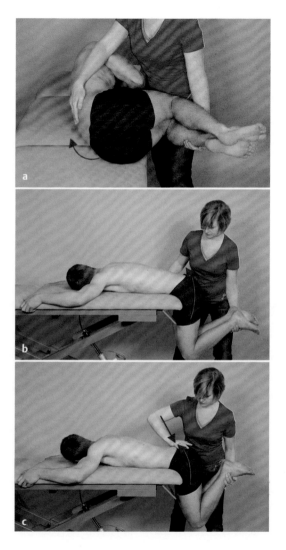

图 52　腰椎伸展 2~6 级肌力检查。

颈椎屈曲(图 53)

肌肉	起点	止点
头前直肌 颈丛 C1	寰椎侧块	基底部 (枕骨)
头长肌 颈丛(C1–C4)	C3–C6 椎体横突前结节	基底部 (枕骨)
颈长肌 上外侧束 下外侧束 内侧束 颈丛和臂丛(C2–C8)	C2–C5 椎体横突前结节 T1–T3 椎体 上胸椎和下颈椎椎体	寰椎前结节 C6 椎体前结节 上位颈椎椎体
头外侧直肌(C1)	寰椎横突	枕骨颈突
颈横突间前肌 脊神经后支分支(C2–C6) 前支(C2–6)	颈椎横突前结节间的 6 个 小肌束	
胸锁乳突肌 副神经和 C1–C2 纤维	胸骨,锁骨	乳突,上项线
前斜角肌 臂丛(C5–C7)	C(3)4–C6 椎体横突前结节	第 1 肋
中斜角肌 颈丛和臂丛(C4–C8)	C(1)2–C7 椎体横突后结节	第 1 肋 第 1 肋间隙
后斜角肌 臂丛神经(C7–C8)	C5–C7 椎体横突后结节	第 2(3)肋

1

舌骨下肌群(神经支配:颈丛 C1–C3 前分支)(颈襻深支)

肌肉	起点	止点
胸骨舌骨肌	胸骨柄后侧面,可能还有锁骨胸骨端	舌骨后侧面
肩胛舌骨肌	舌骨体	肩胛骨上缘
胸骨甲状肌	胸骨柄后侧面	甲状软骨
甲状舌骨肌	甲状软骨斜线	舌骨

临床症状

短缩:颈椎深层屈肌通常无力,呈牵伸姿势。只有胸锁乳突肌短缩,使寰枕关节伸展,增加颈椎中段前凸的曲度(见第 88~90 页)。

如果深层屈肌将寰枕关节保持在屈曲位,胸锁乳突肌仅能屈曲颈椎。如果只有一侧肌肉短缩,患者颈部会扭曲。在这种情况下,患者头部向患侧倾斜,并转向健侧。

斜角肌短缩也会增加脊柱前凸曲度。如果这些肌肉出现单侧短缩,向健侧弯曲通常受限。

无力:胸锁乳突肌单侧无力也会导致颈部扭曲,在这种情况下,患者头部向健侧倾斜,并转向患侧。

如果颈部深层屈肌无力,患者向前点头动作不充分。

由于运动轴线的改变,寰枕关节不能屈曲,胸锁乳突肌也不能屈曲。它们的功能被颠倒,表现为伸肌功能。当嘱患者仰卧位抬头时,这种趋势更加明显。寰枕关节不能屈曲,颈椎以伸展状态支撑头部。

深层屈肌无力导致伸肌占主导地位,导致寰枕关节过伸,从而引起头痛。

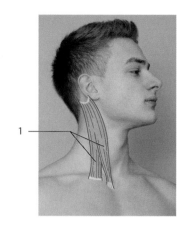

图 53　胸锁乳突肌参与颈椎屈曲。

1：胸锁乳突肌

1 级　患者仰卧位,检查者触诊颈部屈肌。

只能触及胸锁乳突肌和斜角肌,颈椎深层的屈肌因被这些肌肉覆盖而无法触及。

2 级　患者仰卧位(图 54a),头部悬于检查台边缘外并由检查者托住,患者部分屈颈。

3 级　起始姿势参照 2 级肌力检查(图 54b),能完全完成整个动作。在患者屈颈之前,必须在寰枕关节完成向前点头的动作。

4~6 级　起始姿势参照 2 级肌力检查(图 54c),检查者在患者的前额和下颏处施加阻力。

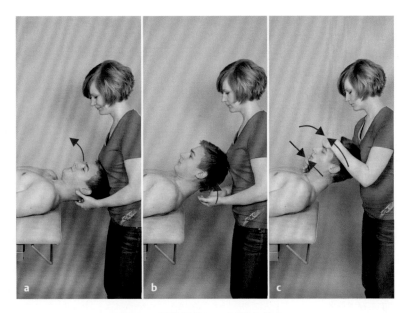

图 54   颈椎屈曲 2~6 级肌力检查。

躯干屈曲(图 55)

	肌肉	起点	止点
1	腹直肌 肋间神经 (T5–T12)	第 5–7 肋软骨外侧面,胸骨剑突	耻骨嵴
2	腹外斜肌 肋间神经 (T5–T12)	第 5–12 肋外侧面的 8 个指状突起	髂嵴外唇,髂腹股沟韧带腱膜
	腹内斜肌 肋间神经 (T5–T12)	髂嵴,胸腰筋膜深层,髂前上棘	下位三肋下缘,内侧腱膜,髂腹股沟韧带
	腹横肌 肋间神经 (T7–T12,L1)	第 7–12 肋软骨内侧面的 6 个指状突起,胸腰筋膜深层,髂嵴内唇,髂前上棘,腹股沟韧带	腱膜,髂腹股沟韧带

临床症状

　　短缩：躯干屈肌短缩产生的张力使患者几乎不能伸直脊柱至生理曲度。

　　由于腹直肌止于耻骨,骨盆向背侧倾斜,导致疼痛综合征。

　　腰椎不能充分前凸,胸椎过度后凸,这将影响肩胛带和颈椎的位置。如果这种偏移持续存在,会导致肩胛带和颈部肌肉失衡(见第 90 页)。

　　无力：这种无力会使得患者只有依靠上肢力量支撑才能从仰卧

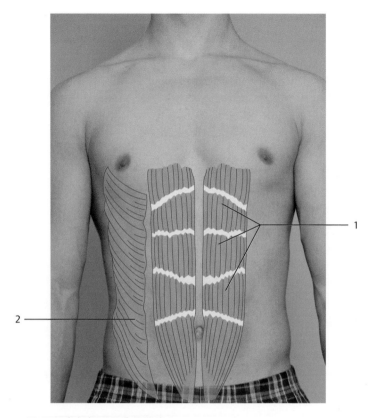

图 55   参与躯干屈曲的肌肉。

1：腹直肌
2：腹外斜肌

位坐起。

　　腰椎前凸曲度增大,骨盆倾斜。

　　如果腹部肌肉活动消失或仅存部分肌肉活动,呼吸容量会减低。

　　1 级　　患者仰卧位并屈膝,检查者触诊躯干屈肌。腹内斜肌和腹横肌被腹外斜肌覆盖。当患者咳嗽、大笑或者抬头时,可以感受到腹肌的收缩。如果两侧腹肌肌力或者肌肉活动不一致,则脐部会偏向力量强的一侧。

　　2 级　　患者仰卧并屈膝(图 56a),上肢置于体侧,嘱患者从检查台上抬起头部、上肢、肩胛骨和上胸椎。

　　3 级　　起始姿势参照 2 级肌力检查,患者将整个胸椎抬离检查台。

　　4 级　　起始姿势参照 2 级肌力检查(图 56b),双臂合拢置于胸前,患者将整个胸椎抬离检查台。

　　5~6 级　　起始姿势参照 2 级肌力检查(图 56c),双手扣紧置于头后,患者将整个胸椎抬离检查台。

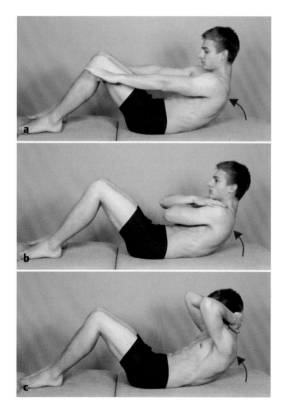

图 56　躯干屈曲 2~6 级肌力检查。

躯干旋转(图 57)

	肌肉	起点	止点
1	腹外斜肌 肋间神经 (T5–T12)	第 5–12 肋外侧面的 8 个指状突起	髂嵴外唇,腱膜
	腹内斜肌 肋间神经 (T5–T12)	髂嵴,胸腰筋膜深叶,髂前上棘	下位 3 肋下缘,内侧腱膜

临床症状

　　短缩:单侧短旋转肌短缩会导致脊柱部分(译者注:此处"部分"原文为 individual)节段运动功能障碍和脊柱侧凸。单侧腹部斜肌短缩会加重此种异常姿势。脊柱节段的旋转对生理步态是非常重要的。在不同步行周期,这些节段以顺时针和逆时针旋转而互相代偿。若肌肉短缩使旋转运动受限,会发现明显的步态变化。

　　无力:躯干旋转肌无力主要表现在步态模式的改变。

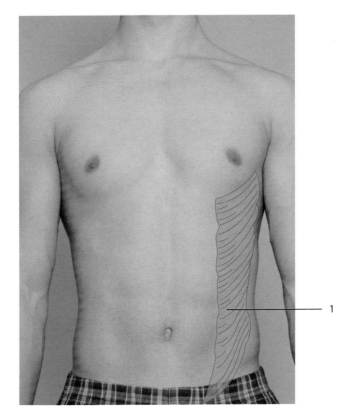

图 57　参与躯干旋转的肌肉。

1：腹外斜肌

1 级　　患者仰卧位,检查者触诊腹外斜肌。

当患者咳嗽、大笑和抬头时可感受到肌肉收缩,如果肌肉力量或肌肉活动不一致,肌肉收缩时,脐部会偏向力量强的一侧。如果仅为单侧肌肉活动,斜脊伸肌的作用表现为旋转。由于旋转肌和多裂肌位于背部肌肉的最深层,因而无法触及。

2 级　　患者仰卧位,屈膝(图 58a),检查者固定患者的骨盆。

当转向右侧时,患者将左手置于右肩,患者抬起部分左胸并转向右侧。

3 级　　起始姿势和固定方式参照 2 级肌力检查。患者完全抬起一侧胸部,即降低肋弓,离开检查台,转向另一侧。

4~6级　起始姿势和固定方式参照 2 级肌力检查。运动参照 3 级肌力检查。

检查者在患者肩部施加阻力(图 58b)。

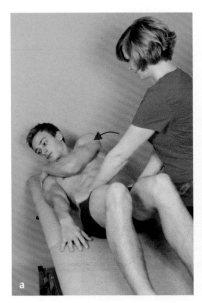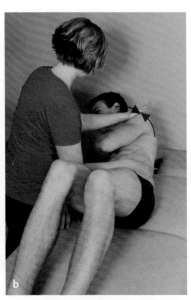

图 58　躯干旋转 2~6 级肌力检查。

a. 2 级肌力测试

b. 检查者在肩部施加阻力

躯干侧屈(图 59 和图 60)

	肌肉
1	竖脊肌(见第 85 页) **侧束,横向肌肉** 腰髂肋肌 胸髂肋肌 颈髂肋肌 胸最长肌 颈最长肌 头最长肌 **内侧束/脊髓伸肌直肌** 腰棘间肌 胸棘间肌 颈棘间肌 胸椎横突间肌 颈后横突间肌
2	腹外斜肌(见第 80~81 页)
3	腹内斜肌(见第 80 页)
4	腹直肌(见第 77~78 页)
5	背阔肌(见第 108~109 页) 腰方肌

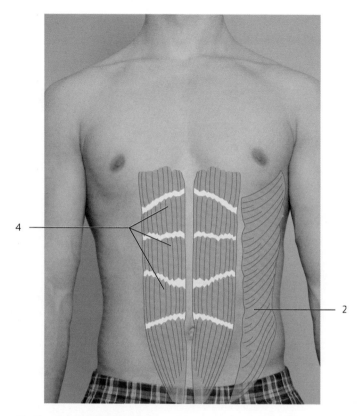

图 59　参与躯干侧屈的肌肉。

2：腹外斜肌

4：腹直肌

临床症状

　　短缩：躯干侧屈肌单侧短缩导致躯干旋转受限，向对侧倾斜，脊柱侧凸。

　　脊髓节段、腰椎、骨盆和髋部运动功能障碍。

　　无力：躯干侧屈肌无力会导致肌肉相关的不稳和侧凸姿势。

　　患者维持坐位和站位平衡能力受损。

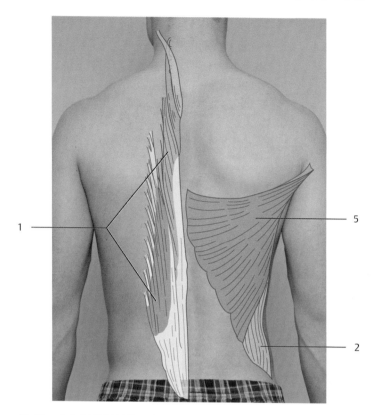

图 60 参与躯干侧屈的肌肉。

1：竖脊肌
2：腹外斜肌
5：背阔肌

1 级　患者侧卧,检查者触诊相关肌肉,检查者可触及整个竖脊肌。由于深部的腰方肌被其他肌肉覆盖,因而无法触及。

2 级　患者仰卧位，上半身垫一毛巾，检查者固定患者骨盆（图61a）。患者尝试用手触摸同侧的膝盖。

3 级　患者侧卧，检查者将枕头置于患者骨盆下以增加活动范围（图 61b）。检查者固定下肢和骨盆,患者上肢伸展置于体侧,下侧(另一侧)上肢屈曲并用手抓上侧肩顶端。

患者抬起上半身,包括腰椎上部。

4 级   起始姿势、固定方式和活动范围参照 3 级肌力检查(图 61c)。测试时,患者双上肢交叉置于胸前。

5~6 级   起始姿势、固定方式和活动范围参照 3 级肌力检查(图 61d)。

测试时,患者双手扣紧置于头后。

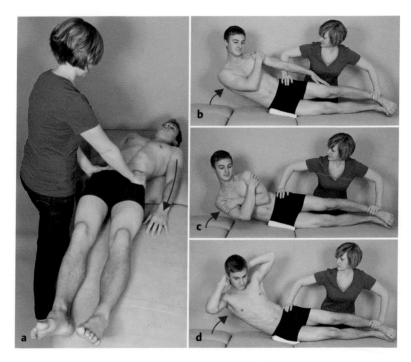

图 61   躯干侧屈 2~6 级肌力检查。

临床情况——实践示例

躯干肌不平衡

矢状面上脊椎的形状和曲度很大程度上取决于骨盆的位置。骨盆向前向后倾斜的旋转轴穿过两侧髋关节。直接影响这种运动的肌肉必须跨过旋转轴。由于髋关节的屈肌和伸肌都跨过这个旋转轴,因此,它们的运动和伸展性是骨盆位置的决定性因素。因此,躯干肌只能够间接影响骨盆位置。当移动和固定部分相反的时候亦然,如固定上半身。

如果从侧面观察站立的人,其身体重力线与骨盆倾斜或伸直的旋转轴是恰好相交的。在这种情况下,骨盆处于不稳定的平衡状态;肌肉只需做很小的功即可维持平衡,被动结构(如髂股韧带)不承受压力(图 62)。

当重心线转移至髋关节旋转轴的前方或后方,肌肉即刻通过增加它们的收缩活动做出反应。如果上半身前屈,骨盆倾斜,为保持身体平衡髋关节伸肌将增加做功。如果上半身向后弯曲,骨盆变直,髋关节屈肌活动增加(图 63)。

来自头部的肌肉活动对骨盆起到稳定作用,为脊椎提供了基础。如果这个基础不够稳定,那么从骨盆到头部的肌肉就很难发挥作用。这意味着大腿肌肉必须首先充分地稳定骨盆,才能使躯干肌发挥其力量和作用。同样,双小腿肌肉必须与足部和大腿紧密连接才能使大腿肌肉发挥功能。

竖脊肌收缩使 T5–T6 以下节段的脊椎前凸,同时提升胸廓的下部(图 64)。腹直肌肌力正常和伸展性有助于将躯干稳定于此姿势。

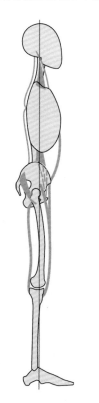

图 62　人体站立时重力线轨迹。

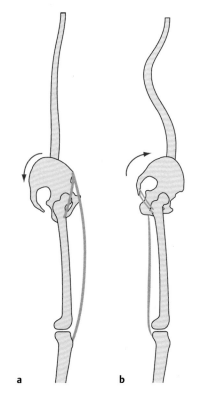

a　　　　　b

图 63　重力线改变时肌力变化。

　　从头后部至 T6 椎体的肌肉使这部分脊柱前凸并提升胸廓上部。颈前肌预防颈椎过度前凸作用越强,提升胸廓的活动越大(图 65)。

　　胸椎中部的脊柱伸肌并未发育得很强壮, 对提升脊柱和胸廓仅起次要的作用。

　　若固定颈椎和头部,胸锁乳突肌也有提升胸廓的作用。若斜方肌和菱形肌把肩胛骨拉向脊椎并保持这种姿势, 胸大肌和胸小肌也会提升胸廓(图 66)。

　　颈椎的位置和曲度主要取决于体位。在直立位,颈椎近乎伸直,头部的重力线接近椎体。在脊柱后凸姿势下, 颈椎通过增加前凸进行代偿,重力线移至椎体后,头部的重量也有较强的脊柱前凸作用(图 67)。

　　前文所述证明了姿势涉及主动肌和拮抗肌肌力和伸展性之间的精

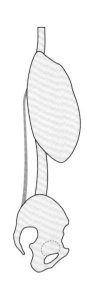

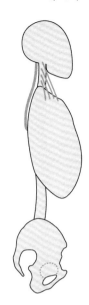

图 64　竖脊肌对胸廓下部的提升作用。

图 65　胸廓上部被上背部伸肌和颈前肌
　　　　肉提升。

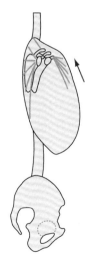

图 66　提升胸廓上部时胸大肌、胸小肌和肩胛肌之间的
　　　　相互作用。

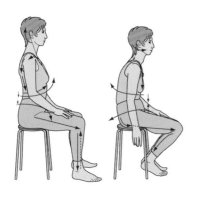

图 67　颈椎伸直或后凸姿势。

细调控作用。

如果肌力平衡被肌肉挛缩和肌无力所破坏，偏移不会仅影响某一特定部位,通常会影响整体姿势。主动肌无力通常会导致拮抗肌挛缩。伸髋肌无力通常伴有屈髋肌挛缩。这种短缩,反过来作用于脊柱,增加腰椎前凸。肩带肌肌力不平衡也会导致脊柱生理曲度改变。一个典型的例子是菱形肌斜方肌无力伴随胸大肌和胸小肌挛缩,其特征是胸椎过度后凸来代偿颈椎前凸。如果颈椎姿势的变化持续很长时间,可能会反过来影响颈椎伸肌和屈肌间平衡。颈后部肌肉短缩,前部肌肉无力。由于短缩的颈部伸肌也会挛缩,导致寰枕关节过伸。

当然,姿势也取决于人的情绪和运动习惯。一个成功、快乐的人更可能表现出骄傲挺拔的姿势,而一个压抑、不算成功的人更倾向于弯腰驼背的姿势。高强度运动如划船和骑自行车,或坐姿不良,如果不做相应的矫正或代偿措施也会对姿势造成不利影响。如果任由其发展,也会导致肌力不平衡。

上肢肌肉和徒手肌力检查

肩胛骨

在体检中,鉴于实际因素,肩带的活动应该按照关节分开进行。当然,从纯功能角度看这是不可能的。在肩关节活动的 6 个自由度中,如果没有肩胛骨的伴随活动将其与胸廓相固定,肩关节将不可能有全范围关节活动以及最大的力量。

因此,当肩关节的活动性受到损伤时,必须评估肩带(肩胛骨)肌力量和关节活动度。

相反,当肩带肌力量减弱时,肩关节的活动及力量也会随之减弱。

■ 肩胛骨上提(图 68)

	肌肉	起点	止点
1	斜方肌		
	下降部分(上束)	上项线,枕外隆突,项韧带	锁骨外侧 1/3
	横向部分(中束)	C7–T3 椎体棘突,棘上韧带	锁骨肩峰部,肩峰,肩胛冈
	副神经和斜方肌支		
	(C2–C4)		

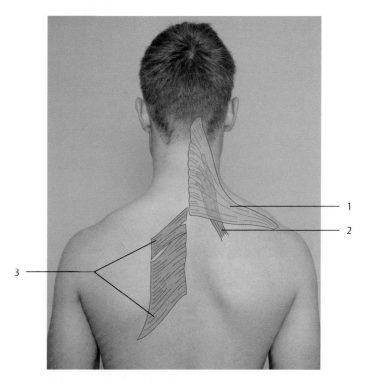

图 68 参与上抬肩胛骨的肌肉。

1：斜方肌

2：肩胛提肌

3：菱形肌

	肌肉	起点	止点
2	肩胛提肌 肩胛背神经(C4–C5)	C1–C4 椎体横突	肩胛骨上角
3	菱形肌 肩胛背神经(C4–C5)	C6–C7 椎体棘突,T1–T4 椎 体棘突	肩胛骨内侧缘

临床症状

短缩：肩胛骨上抬。颈椎的侧弯、旋转及前屈活动受限。

在盂肱关节中，由于肩胛骨必需的旋转(肩胛骨下角向上向外侧旋转)无法完成，这些肌肉的短缩会阻碍患者肩关节上抬。

单侧短缩可能导致头部倾斜和姿势性脊柱侧弯。

无力：单侧力量减弱导致颈椎段的姿势性脊柱侧弯，凸面朝向无力的一侧。

斜方肌上束以及肩胛提肌是辅助呼吸肌。如果患者使用这些肌肉，呼吸容积将会减少。例如：高位颈髓损伤中常发生呼吸容积减少。

1 级　斜方肌上束以及肩胛提肌的触诊需要患者在俯卧位下进行。

当斜方肌中束和菱形肌在进行收缩活动时 (肩胛骨向后内侧活动)，最容易触诊(见第 101~102 页)。

2 级　患者俯卧位,手臂置于身体两侧(图 69a)。

患者向头部耸肩。通常行双侧评估。

3 级　患者坐于板凳上,双臂下垂于身体两侧(图 69b)。

4~6 级　肌力测试时，起始姿势同 3 级肌力检查(图 69c)。

检查者向下按压患者双肩。

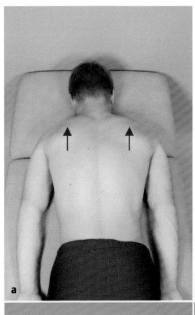

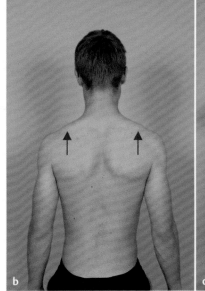

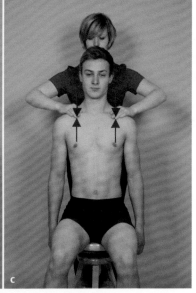

图 69　肩胛骨上提 2~6 级肌力检查。

■ 肩胛骨下降(图 70)

	肌肉	起点	止点
1	斜方肌(上升部) 副神经和斜方肌分支 (C2–C4)	T3–T12 椎体棘突,棘上韧带	肩胛冈
	背阔肌 胸背神经(C6–C8)	T7–T12 椎体棘突,胸腰筋膜,髂 嵴后 1/3	小结节嵴
	胸大肌 胸神经(C5–T1)	锁骨内侧半,胸骨膜,第 2–6 肋, 腹直肌鞘前叶	大结节嵴
2	前锯肌 胸长神经(C5–C7)	第 1–9 肋	肩胛骨内侧缘
	胸小肌 胸神经(C6–C8)	第 3–5 肋	喙突
	锁骨下肌 锁骨下神经(C5–C6)	第 1 肋软骨边界处	锁骨下沟

临床症状

　　短缩:单纯斜方肌上升部分的短缩极为罕见。累及其他控制肩胛骨下降肌肉的临床症状是由其各自主要功能来描述的。

　　无力:为使前屈上臂超过 70°,肩胛骨下降活动是必需的。如果这些肌肉无力,患者将尝试通过躯干的伸展和侧弯来代偿。另外,患者为了增加关节活动度,会抬举肩关节。

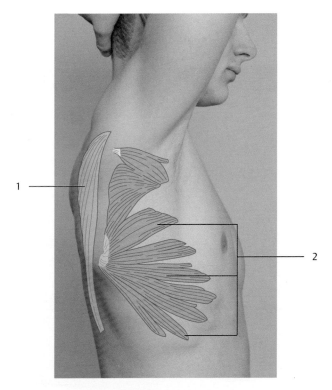

图 70   参与肩胛骨下降的肌肉。

1：斜方肌(上升部)

2：前锯肌

1 级   触诊斜方肌上升部是在患者俯卧位下进行的。可以在肩胛骨下角和脊柱之间触诊肌肉收缩。锁骨下肌是弱小的肌肉,只能在锁骨胸肌三角区触诊到,因为锁骨下肌走行大多数被胸大肌覆盖。

参与肩胛骨下降活动的其他肌肉的功能在其完成主要功能性动作时较易评估：

- 背阔肌(肩关节后伸,见第 108~109 页)
- 胸大肌(肩关节内收,见第 114~116 页)
- 前锯肌(肩胛骨外展,见第 97~98 页)
- 胸小肌(肩胛骨外展,见第 97~98 页)

2 级　患者俯卧位,手臂置于体侧(图 71a)。

检查者将患者肩胛骨朝向脊柱向下及向后活动。在这个评估中,只有一部分活动能够观察到。

3 级　起始姿势和活动方式同 2 级肌力检查。能够完成全关节活动。

4~6 级　起始姿势和活动方式同 3 级肌力检查(图 71b)。

检查者向患者肩胛骨的肩胛下角施加阻力。

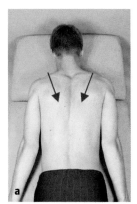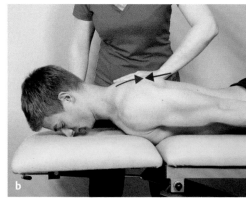

图 71　肩胛骨下降 2~6 级肌力检查。

■ 肩胛骨外展(伸展)(图 72)

	肌肉	起点	止点
1	前锯肌 胸长神经(C5-C7)	第 1-9 肋	肩胛骨内侧缘
2	胸大肌 胸神经(C5-T1)	锁骨内侧半,胸骨膜,第 2-6 肋, 腹直肌鞘前叶	大结节嵴
3	胸小肌 胸神经(C6-C8)	第 3-5 肋	喙突

临床症状

短缩: 肩关节伸展,胸椎后凸曲度增大。

拮抗肌内收肩胛骨,因为肌肉起止点距离较远,且基于肩胛骨的偏侧优势,所以拮抗肌始终处于牵伸位置。它们会变得非常无力。

在肩关节,前屈、外展和外旋活动受限。

无力: 前锯肌向前牵拉肩胛骨,还将肩胛骨压于胸廓。如果这一肌肉无力,这个动作将不完全,导致翼状肩的出现(见第186~188页),且在患者负重抬臂时候最为明显。

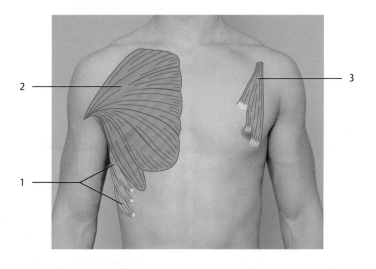

图72　肩胛骨外展肌肉。

1：前锯肌
2：胸大肌
3：胸小肌

1级 患者坐于治疗台一端,检查者触诊前锯肌和胸小肌。患者待测上肢置于治疗台上,保持肩关节前屈 90°(图 73a)。

在第 1~9 肋外侧肩胛骨前方可触及前锯肌收缩。

胸小肌的收缩可在喙突下的前内侧触及。

当胸大肌完成其主要功能性动作(上臂内收,见第 114~116 页)时,较易触诊胸大肌。

2级 患者坐于治疗台一端,其待测上肢置于治疗台上,保持肩关节前屈 90°(图 73a)。检查者固定患者对侧肩关节并在测试侧的低位肋缘固定胸廓。检查者可以在手臂和台间铺设衬布减少摩擦力。患者向前推手臂及肩胛骨。在这个动作期间,保持肩关节前屈 90°。

3级 患者仰卧位。肩关节前屈曲 90°同时屈曲肘关节(图 73b)。检查者固定测试侧的胸廓下缘。

在这个姿势下,患者推肘关节向上。在这个动作期间,肩关节保持前屈 90°。

4~6级 肌力检查时,起始姿势和固定方式同 3 级肌力检查。检查者在肘关节施加阻力(图 73c)。检查者应该注意,患者会尝试外展上臂来获得杠杆效应以对抗检查者施加的阻力。

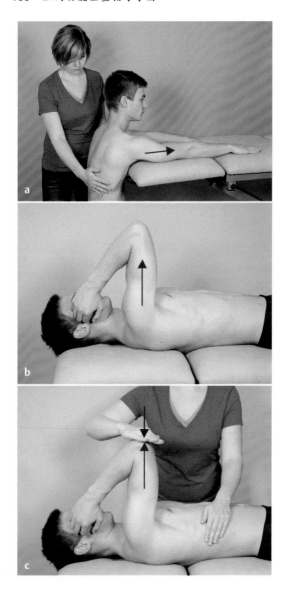

图 73　肩胛骨外展 2~6 级
肌力检查。

■ 肩胛骨内收(回缩)(图 74)

肌肉	起点	止点
1　斜方肌		
下降部	上项线,枕骨粗隆,项韧带	锁骨外侧 1/3
横部(中间)	C7–T3 椎体棘突,棘上韧带	锁骨肩峰端,肩峰,肩胛冈
上升部	T3–T12 椎体棘突,棘上韧带	肩胛冈
副神经和斜方肌分支 (C2–C4)		
2　菱形肌 肩胛背神经 (C4–C5)	C6,C7 和 T1–T4 椎体棘突	肩胛骨内侧缘
3　背阔肌 胸背神经 (C6–C8)	T7–T12 椎体棘突，胸腰筋膜,髂嵴后 1/3	小结节嵴

临床症状

短缩:肩胛骨内收肌的短缩十分少见。

无力:肩关节伸展;在很多患者中,胸椎脊柱后凸加重。

当患者抬举上臂时,因为肩胛骨并不附着于胸壁,肩胛骨内侧缘会离开胸壁。随着这些肌肉无力加重,这些症状也更为显著。当患者从地面提物时, 症状尤为明显,并会导致肩带所有结构出现拉伤症状。

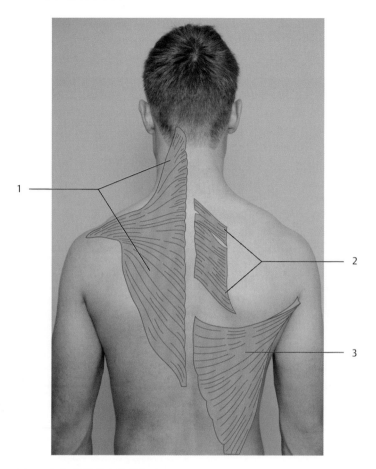

图 74 参与肩胛骨内收的肌肉。

1：斜方肌
2：菱形肌
3：背阔肌

　　1 级　　患者坐于治疗台一端,检查者触诊肩胛骨内收肌。患者待测上臂前屈 90°置于治疗台上(图 75a)。

　　检查者在肩胛骨内侧缘和上胸椎间触诊斜方肌横部和菱形肌。

　　下列参与肩胛骨内收活动的肌肉，在其完成主要功能性动作时更易触诊。

　　■　斜方肌下降部(肩胛骨上提,见第 91~92 页)

- 斜方肌上升部(肩胛骨下降,见第 95~96 页)
- 背阔肌(肩关节后伸,见第 108~109 页)

2 级　患者坐于治疗台一端,其待测上臂前屈 90°,置于治疗床上(图 75a)。检查者固定对侧肩关节,检查胸后侧低位肋缘。可在手臂和台面间铺设衬布来减少两者间的摩擦力。

患者将肩胛骨向脊柱后推,此期间手臂需始终保持前屈 90°。

3 级　患者俯卧于治疗台边,其待测手臂前屈 90°悬挂于治疗台边缘外(图 75b)。

患者将肩胛骨向脊柱后推,此期间手臂始终保持前屈 90°。

4~6 级　肌力检查时,起始姿势同 3 级肌力检查(图 75c)。

检查者在肩胛骨内侧缘施加阻力。

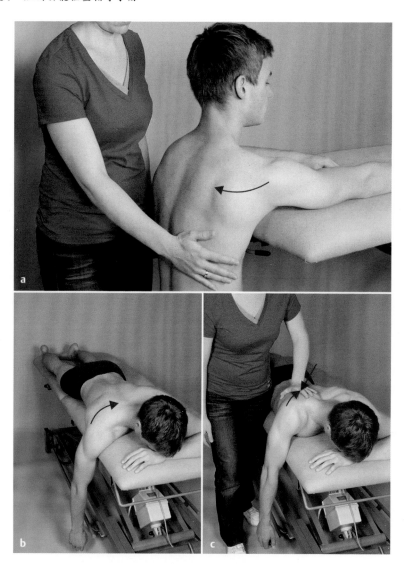

图 75　肩胛骨内收 2~6 级肌力检查。

肩关节

■ 肩关节前屈（图 76）

肌肉	起点	止点
1　三角肌		
肩峰部	肩峰	三角肌粗隆
腋神经（C4–C6）		
锁骨部	锁骨外侧 1/3	三角肌粗隆
腋神经（C4–C6）		
胸分支（C4–C6）		
2　肱二头肌		
长头	盂上结节	桡骨粗隆,前臂筋膜
短头	喙突	桡骨粗隆,前臂筋膜
肌皮神经（C5–C6）		
3　胸大肌		
锁骨部	锁骨内侧 1/3	大结节嵴
胸肋部	胸骨膜,第 2–6 肋软骨	大结节嵴
胸神经（C5–T1）		
喙肱肌	喙突	肱骨内侧面
肌皮神经（C6–C8）		
冈上肌	冈上窝	大结节上突
肩胛上神经（C4–6）		

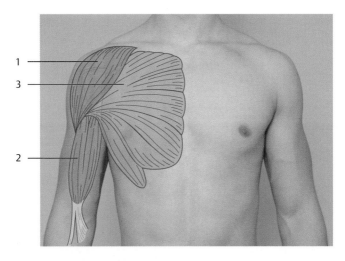

图 76　参与肩关节前屈的肌肉。
1：三角肌
2：肱二头肌
3：胸大肌

临床症状

　　短缩：胸大肌和肱二头肌经常短缩。

　　当胸大肌和肱二头肌短缩时，肩关节会被牵拉。在肩关节，前屈、外展、后伸及外旋均受限。挛缩通常伴肩胛骨内收肌和肩关节外旋肌无力。

　　无力：患者尝试通过抬举肩关节、躯干向后弯曲（增加腰椎的前屈曲度）和增加躯干侧弯曲度（患侧突出）来代偿这些肌肉的无力。通过这些代偿机制，患者表现出更大的关节活动度。

　　如果三角肌和冈上肌瘫痪，通常能观察到肱骨头半脱位，特征性表现为肩峰下凹陷和肩关节轮廓扁平（见第 189~190 页）。

　　1 级　　患者取坐位，检查者触诊参与前屈肩关节的肌肉。

　　由于冈上肌被斜方肌下降部覆盖，这将给触诊冈上肌收缩带来很大的困难。

　　无法单独触诊喙肱肌和肱二头肌短头腱。

　　下列参与肩关节前屈的肌肉，若检查者无法确定其肌肉收缩情况时,在其完成主要功能性动作时更易触诊。

- 肱二头肌(肘关节屈曲,见第 128~129 页)
- 胸大肌(肩关节内收,见第 114~116 页)

协同作用:从前屈 40°开始,斜方肌下降部和上升部以及前锯肌协同抬举肩关节。它们使得肩关节旋转约 60°。在旋转过程中,肩胛下角会向上向前移动。

一侧的全范围关节活动需要向对侧侧屈,伴脊柱旋转和伸展。

2 级　患者侧卧,待测肩关节向上。检查者在通过控制肩峰来固定待测肩关节(图 77a)。在这个测试中,患者将待测手臂置于光滑的平面(板)上,将上臂前屈至 90°。

3 级　这个测试患者取坐位。检查者通过控制肩峰来固定肩关节,若有必要,还可固定患者上半身(图 77b)。

患者前屈上臂大约至 90°。

4~6 级　肌力检查时,起始姿势和固定方式同 3 级肌力检查(图 77c)。检查者在上臂远端施加阻力。

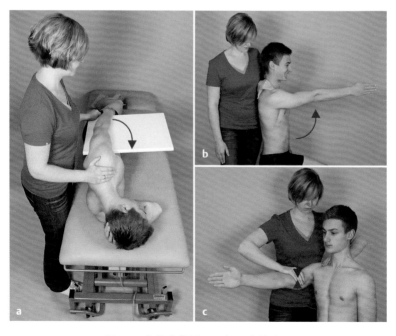

图 77　肩关节前屈 2~6 级肌力检查。

■ 肩关节后伸(图 78)

	肌肉	起点	止点
1	大圆肌 胸背神经(C6-C7)	肩胛骨下角及肩胛骨外侧缘	小结节嵴
2	背阔肌 胸背神经(C6-C8)	T7-T12 椎体棘突,胸背筋膜, 髂嵴后 1/3	小结节嵴
3	肱三头肌 长头 桡神经(C6-C8)	肩胛骨盂下结节	尺骨鹰嘴
4	三角肌 脊柱部 肩峰部 腋神经(C4-C6)	肩胛冈下缘 肩胛骨肩峰	三角肌粗隆 三角肌粗隆
	小圆肌 腋神经(C5-C6)	肩胛骨外侧缘	大结节下凹

临床症状

　　短缩:大圆肌和小圆肌、背阔肌和肱三头肌的短缩导致肩关节前屈受限。

　　当大圆肌和背阔肌短缩时,外旋也受限。

　　当小圆肌挛缩时,内旋受限。

　　当患者尝试完全抬举上臂并保持肘关节屈曲时, 三头肌的短缩特别明显。

　　在手臂活动中,上述肌肉的挛缩影响肩肱节律,从而影响协同作用。这将导致其他活动或固定肩关节的肌肉过度负荷。

　　无力:肩关节后伸肌无力在极限负荷中首先表现,如当患者尝试靠双臂支撑自己或做引体向上时出现。

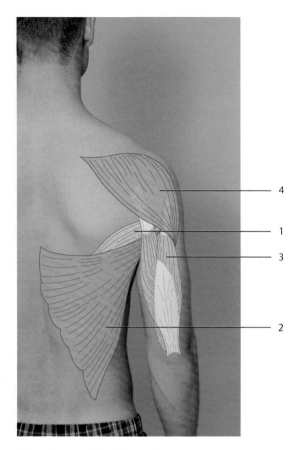

图 78 参与肩关节后伸的肌肉。

1：大圆肌

2：背阔肌

3：肱三头肌

4：三角肌

1 级　患者取坐位,检查者触诊肩关节后伸的功能肌。

若三头肌收缩不明显,在其完成主要功能性动作时更易触诊(肘关节伸展,见第 125~126 页)。

协同作用:菱形肌和斜方肌横部在肩关节后伸时有协同作用。它们负责内收和固定肩胛骨。此功能为肩关节后伸肌肉的活动打好基础。

2 级　患者侧卧,非测试侧向下。检查者通过控制待测肩峰固定肩关节(图 79a)。

患者在平面(板)上,将手臂向后伸展约 45°。

3 级　患者取俯卧位,将手臂悬于治疗台旁(图 79b)。检查者固定待检侧的肩峰。

患者将上臂置于体侧,并向上举起约 45°。

如果肱三头肌肌力不足,无法在检查中保持肘关节伸直,患者也可在检查期间始终保持肘关节屈曲。

4~6 级　肌力检查时, 起始姿势和固定方式同 3 级肌力检查相同(图 79c)。

检查者在上肢背侧远端施加阻力。

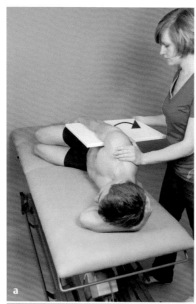

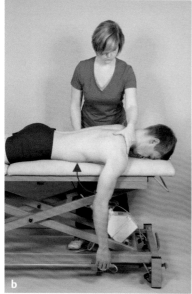
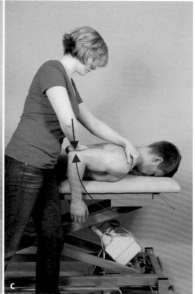

图 79　肩关节后伸 2~6 级肌力检查。

■ 肩关节外展(图 80)

	肌肉	起点	止点
1	三角肌		
	肩峰部	肩胛骨肩峰	三角肌粗隆
	腋神经(C4–C6)		
	脊柱部	肩胛冈下缘	三角肌粗隆
	腋神经(C4–C6)		
	锁骨部	锁骨外侧 1/3	三角肌粗隆
	腋神经(C4–C6)		
	胸分支(C4–C6)		
2	冈上肌	冈上窝	大结节上突
	肩胛上神经(C4–C6)		
	肱二头肌长头	盂上结节	桡骨粗隆,前臂筋膜
	肌皮神经(C5–C6)		

临床症状

短缩:三角肌挛缩非常罕见,而肱二头肌长头腱的挛缩更常见。

无力:肩关节轮廓明显扁平,伴典型的肩峰下"凹陷"的肱骨头半脱位。

患者通过抬举肩关节和增加躯干侧弯角度(凸向患侧)来代偿上述肌肉的无力。通过这些代偿机制,患者表现出更大的关节活动度(见第 189~190 页)。

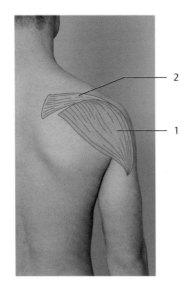

图 80　参与肩关节外展的肌肉。

1：三角肌

2：冈上肌

1 级　患者取仰卧位,检查者触诊肩关节外展肌。

冈上肌位于斜方肌下降部的下方,难以触及。

如果肱二头肌的收缩不明显, 在其完成主要功能性动作时更易触诊(肘关节屈曲,见第 128~129 页)。

协同作用:单纯肩关节外展仅见于起始的 90°,即大结节与肩关节窝上界接触。这项测试仅在这个关节活动范围内进行。

但是,肩关节外展从 30°开始就有肩胛骨的参与(旋转)。90°之后,这个动作由肩胛骨的活动及伴随的脊柱活动(向对侧侧弯)所组成。在肩胛骨活动时,肩胛下角向前上移动。斜方肌的下降部和上升部及前锯肌也参与该动作。它们在肩关节外展活动中起协同作用。

2 级　患者仰卧,待测手臂放松,置于体侧的毛巾上。检查者通过控制肩峰来固定肩关节(图 81a)。

腕关节中立位,患者外展手臂至 90°。

3 级　患者取坐位,手臂垂于体侧。检查者通过控制肩峰来固定肩关节(图 81b)。

患者外展上肢大约至 90°,保持腕关节在中立位。

4~6 级　肌力检查时,起始姿势和固定方式同 3 级肌力检查(图 81c)。检查者在上臂远端施加阻力。

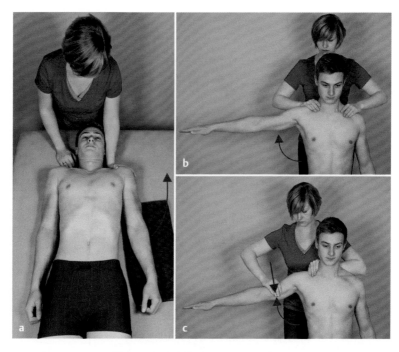

图 81　肩关节外展 2~6 级肌力检查。

■ 肩关节内收 (图 82)

肌肉	起点	止点
1　胸大肌	锁骨内侧半, 胸骨骨膜, 第 2~6 肋软骨, 腹直肌鞘前叶	大结节嵴
胸神经 (C5–T1)		
2　肱三头肌		
长头	盂下结节	尺骨鹰嘴
桡神经 (C6–C8)		
3　大圆肌	肩胛骨外侧缘	小结节嵴
胸背神经 (C6–C7)		

肌肉	起点	止点
4 背阔肌 胸背神经(C6–C8)	T7–T12 椎体棘突，胸腰筋膜， 髂嵴后 1/3,第 10–12 肋	小结节嵴
三角肌 锁骨部 腋神经(C4–C6), 胸分支(C4–C6)	锁骨外 1/3	三角肌粗隆
脊柱部 腋神经(C4–C6)	肩胛冈下缘	三角肌粗隆
肱二头肌 短头 肌皮神经(C5–C6)	喙突	桡骨粗隆,前臂筋膜
喙肱肌 肌皮神经(C5–C6)	喙突	肱骨内侧面
冈上肌 肩胛上神经(C5–C8)	冈上窝	肱骨小结节,小结节嵴

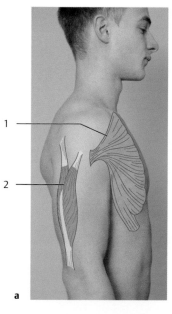
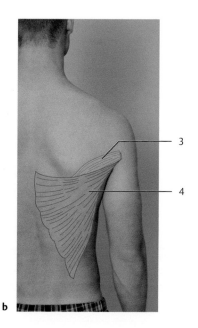

图 82　参与肩关节内收的肌肉。

1：胸大肌
2：肱三头肌
3：大圆肌
4：背阔肌

临床症状

短缩：常累及胸大肌。挛缩会导致肩关节处于牵拉位。

或包括以下症状：

- 胸椎后凸曲度增加，伴明显的颈椎代偿性前弯。
- 内收和下拉肩胛骨的肌肉被牵拉和无力。
- 颈椎屈肌和胸椎伸肌无力。
- 胸小肌、肱二头肌短头、喙肱肌、斜方肌下降部和颈椎伸肌的继发性短缩。

肩关节内收肌的短缩及上述的伴随症状会限制肩关节各方向的关节活动度。外旋、外展及前屈受累特别明显。

无力：无力症状只见于肌肉非常用力的情况，如患者做引体向上或用上肢支撑自身重量时。

1 级　患者取坐位,检查者触诊盂肱关节内收肌。

若肌肉收缩不明显, 那么下述参与该活动的肌肉在其完成主要功能性动作时更易触诊:

- 肱二头肌(肘关节屈曲,见第 128~129 页)
- 喙肱肌(肩关节前屈,见第 105 页)
- 三角肌锁骨部(肩关节前屈,见第 105~106 页)
- 三角肌脊柱部(肩关节后伸,见第 108~109 页)

协同作用:协同肌(菱形肌和斜方肌)将肩胛骨贴于胸廓,为手臂内收创造固定基础。

2 级　患者仰卧位, 上肢外展 90°。患者将手臂向身体靠近 (图 83a)。检查者将毛巾置于手臂与治疗台之间,以减少活动时的摩擦力。

3 级　这个活动测试无法在克服重力的情况下进行。因此,起始姿势同 2 级肌力检查。检查者在上臂远端内侧施加适当的阻力来代替重力。

4~6 级　肌力检查时,起始姿势同 2 级肌力检查(图 83b)。

在每个测试中,检查者需要在上臂远端内侧施加相应的阻力。

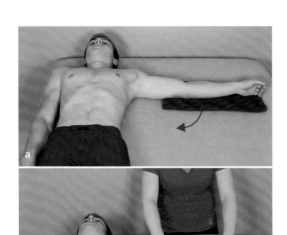

图 83　肩关节内收 2~6 级肌力检查。

■ 肩关节外旋(图84)

	肌肉	起点	止点
1	冈下肌 肩胛上神经(C4–C6)	冈下窝,肩胛冈,冈下筋膜	大结节
2	小圆肌 腋神经(C5–C6)	肩胛骨外侧缘	大结节
3	三角肌 脊柱部 腋神经(C4–C6)	肩胛冈下缘	三角肌粗隆

临床症状

　　短缩:在静坐状态下肩关节内旋约30°,因此肩关节外旋肌短缩极少见。

　　但是长期制动后, 即限制这些肌肉内旋上臂时, 也可能出现短缩。

　　无力:在肩关节外展时,冈下肌、小圆肌和肩胛下肌(内旋肌)联合作用将肱骨头固定在关节窝的中心。在患者抬举手臂时,外旋功能的完成与否取决于这些肌肉的无力程度。特别是在患者完成需要持久力并重复活动的任务(如擦窗)时,肌肉的力量不足将凸显。患者尝试通过增加外展肌的使用(冈上肌过度负荷)、上抬肩关节(肩胛提肌和斜方肌下降部过度负荷) 和增加躯干侧弯曲度来代偿外旋肌的无力。

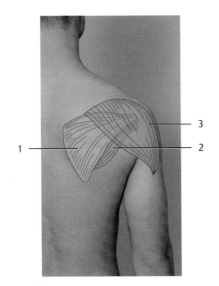

图 84　参与肩关节外旋的肌肉。
1：冈下肌
2：小圆肌
3：三角肌

　　1 级　患者取俯卧位，检查者触诊肩关节外旋肌。患者上臂外展90°，肩关节外旋位置于治疗台上。

　　协同作用：盂肱关节外旋需要肩胛骨内收。菱形肌、背阔肌和斜方肌协同参与。如果这些肌肉无力，患者通常将表现为翼状肩。

　　2 级　患者俯卧位，手臂垂于治疗台外（图 85a）。肩关节前屈 90°同时肘关节屈曲 90°。检查者通过固定待测上肢来阻止测试时患者抬升躯干，但是需要保持肩胛骨的活动自如。

　　3 级　患者俯卧位，上臂置于治疗台外，肩关节外展 90°（图 85b）。肘关节屈曲 90°，前臂垂于治疗台边缘。检查者固定躯干的方式同 2 级肌力测试。

　　患者保持上述屈曲姿势，向上活动手臂。

　　4~6 级　肌力检查时，起始姿势和固定方式同 3 级肌力检查（图85c）。检查者在前臂背侧近腕关节处施加阻力。

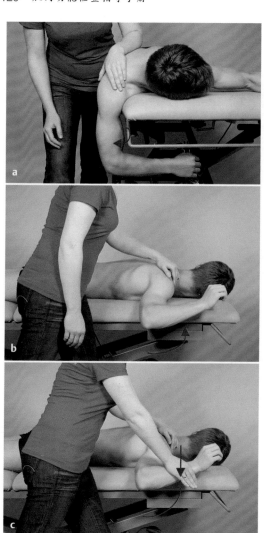

图 85　肩关节外旋 2~6 级肌力检查。

■ 肩关节内旋(图 86)

	肌肉	起点	止点
1	肩胛下肌 肩胛下神经 (C5–C8)	肩胛下窝	肱骨小结节,小结节嵴
2	胸大肌 胸神经(C5–T1)	锁骨内侧半,胸骨骨膜,第 2–6 肋软骨,腹直肌鞘前叶	大结节嵴
	肱二头肌 长头 肌皮神经(C5–C6)	盂上结节	桡骨粗隆,前臂筋膜
	三角肌 锁骨部 胸部分支(C4–C6), 腋神经(C4–C6)	锁骨外 1/3	三角肌粗隆
	大圆肌 胸背神经(C6–C7)	肩胛骨外缘	小结节嵴
3	背阔肌 胸背神经(C6–C8)	T7–T12 椎体棘突,胸腰筋膜, 髂嵴后 1/3,第 10–12 肋	小结节嵴

临床症状

短缩:可能会有外旋、前屈和外展受限。

继发症状是协同肌、前锯肌及胸小肌短缩。

由于肩胛骨偏移,这些挛缩导致习惯性过伸,反过来又使拮抗肌变弱,如控制肩胛骨内收下降的肌肉。

由于过伸和无力,肩胛骨外旋肌也受累。

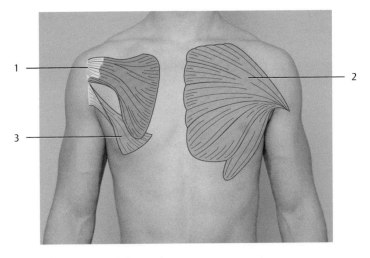

图 86　参与肩关节内旋的肌肉。

1：肩胛下肌
2：胸大肌
3：背阔肌

胸椎伸展可能会减少,颈椎前凸增加。如果挛缩持续存在,颈椎伸肌会短缩,颈椎屈肌肌力减弱。

这些复杂的变化可能限制肩关节各方向的活动。

无力：肩内旋无力罕见,且仅当其处于极限负荷下才表现出症状。

原因或许是手臂在日常活动中的主要动作即为前屈和内旋。

1 级　由于肩胛下肌位于肩胛骨下,且三角肌脊柱部遮盖其止点,因此难以触及肩胛下肌。触诊时让患者取仰卧位。

如果检查者不能明确肌肉有无收缩,与肩关节内旋相关的所有肌肉在其完成主要功能性动作时更易触诊：

- 肱二头肌(肘关节屈曲,见第 128~131 页)
- 三角肌锁骨部(肩关节前屈,见第 105~107 页)
- 大圆肌(肩关节后伸,见第 108~111 页)
- 背阔肌(肩关节后伸,见第 108~111 页)

协同作用:肩关节内旋需要肩胛骨外展。因此前锯肌和胸大肌是必需的协同肌。

　　2 级　患者俯卧位,手臂悬空在治疗床旁,肩关节呈前屈 90°且最大外旋位(图 87a)。肘关节也屈曲 90°。如果患者不能主动保持该体位,检查者须给患者前臂以支持来保持该体位。检查者固定肩胛骨,阻止患者抬升躯干,但仍需保持肩胛骨自由活动。

　　患者需要保持肩关节和肘关节屈曲位,然后向内转动手臂。

　　3 级　患者俯卧位,上臂置于治疗台上,肩关节外展 90°(图 87b)。前臂悬于治疗床边,肘关节屈曲 90°。检查者通过控制肩胛骨来阻止患者抬升躯干,但仍需保证肩胛骨自由活动。在内旋时,患者需保持肩关节和肘关节屈曲。

　　4~6 级　肌力检查时,起始姿势和固定方式同 3 级肌力检查(图87c)。检查者在患者前臂远端内侧施加阻力。

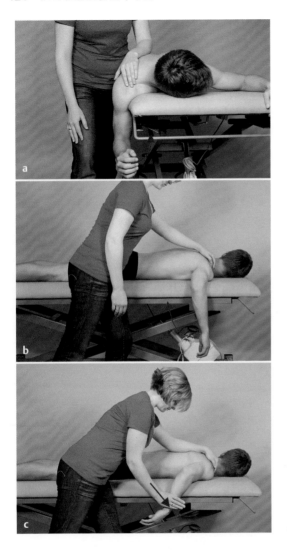

图 87　肩关节内旋 2~6 级
肌力检查。

肘关节

■ 肘关节伸展(图 88)

	肌肉	起点	止点
1	肱三头肌		
	内侧头	肱骨后面桡神经沟远端,内外侧肌间隔	鹰嘴,关节囊后壁
	外侧头	肱骨后面桡神经沟的外上方	鹰嘴,关节囊后壁
	长头	肩胛骨盂下结节	鹰嘴,关节囊后壁
	桡神经(C6-C8)		
2	肘肌	肱骨外上髁后侧面,外侧副韧带	尺骨背面近端1/4
	桡神经(C7-C8)		

临床症状

　　短缩:肱三头肌长头是一个双关节肌肉,除了伸展肘关节,还参与肩关节的伸展和内收。因此,肌肉缩短伴随着活动范围的受限,不仅存在屈肘受限,也存在肩关节抬高和外展受限。

　　无力:肘关节伸肌无力仅在其负重较大时才有所表现,如做俯卧撑时。

　　如果这些肌肉完全没有功能,患者将利用技巧来进行代偿,如外旋肩关节、前臂旋后,这样可以被动伸肘。

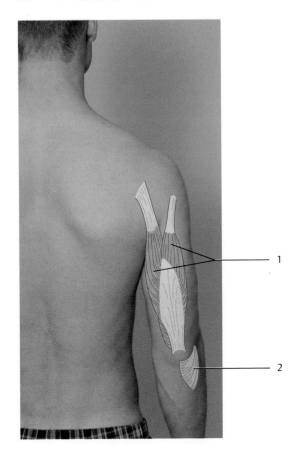

图88　参与伸肘的肌肉。

1：肱三头肌

2：肘肌

　　1级　患者取坐位,检查者触诊伸肘肌。患者肩关节外展90°,手臂置于治疗台上。根据个体情况调整屈肘姿势,使肘关节处于最有利于收缩的角度,检查者稳定患者上臂(图89a)。

　　2级　患者取坐位,肩关节外展90°,前臂置于治疗台上(图89a)。肘关节尽可能屈曲,前臂置于中立位。检查者可在前臂下方铺设衬布以减少移动过程中的摩擦。检查者固定上臂。前臂保持中立位,患者伸展其肘关节。

　　3级　患者取俯卧位,前臂悬于治疗台缘,检查者固定其上臂(图89b)。前臂保持中立位,患者伸展肘关节。

4~6 级 肌力检查时,起始姿势和固定方式同 3 级肌力检查(图 89c)。检查者在前臂尺侧施加阻力。

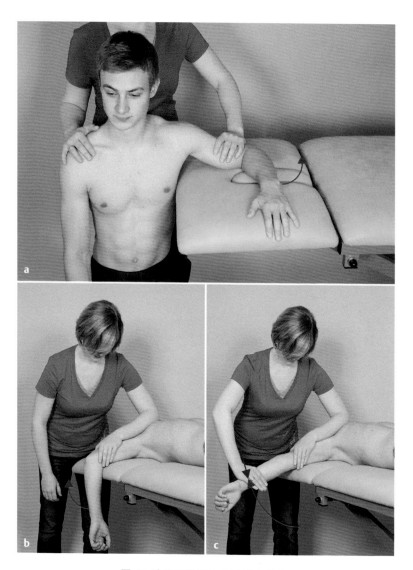

图 89 肘关节伸展 2~6 级肌力检查。

■ 肘关节屈曲(图90)

肌肉	起点	止点
1 肱二头肌		
长头	盂上结节	桡骨粗隆,前臂筋膜
短头	喙突	桡骨粗隆,前臂筋膜
肌皮神经(C5-C6)		
2 肱肌	肱骨前面,肌间隔	尺骨粗隆,关节囊
肌皮神经(C5-C6)		
3 肱桡肌	内上髁上嵴,外侧肌间隔	桡骨茎突
桡神经(C5-C6)		
桡侧腕长伸肌	外上髁上嵴,外侧肌间隔	第2掌骨基底
桡神经(C5-C7)		
4 旋前圆肌(肱骨头)	肱骨内上髁,内侧肌间隔	桡骨外侧面
正中神经(C6-C7)		
桡侧腕屈肌	肱骨内上髁,前臂筋膜	第3掌骨基底掌侧面
正中神经(C6-C8)		
桡侧腕短伸肌	肱骨外上髁,桡骨环状韧带, 桡侧副韧带	第2掌骨基底
桡神经(C7)		

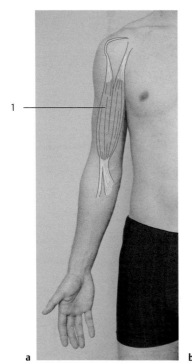
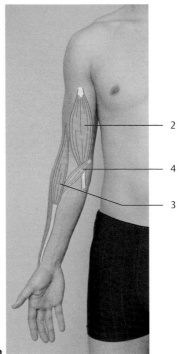

图90　参与肘关节屈曲的肌肉。

1：肱二头肌

2：肱肌

3：肱桡肌

4：旋前圆肌

　　短缩：肱二头肌是一个双关节肌，参与屈肘，以及肩关节的前屈和内旋。

　　肱二头肌短缩表现为伸肘受限，同时肩关节的伸展和外旋也受限。前臂参与肌肉的短缩在腕关节的屈曲和伸展部分中详述。

　　无力：肘关节屈肌无力在患者拎起重物时表现尤为明显。

　　患者不能完全代偿丧失的功能，然而，为了促进肘关节屈曲，患者将试图借助于肩关节的外展和躯干侧弯（凸向患侧）来减少重力的影响。

1 级　患者取坐位,检查者触诊屈肘肌。患者手臂外展 90°置于治疗台上(图 91a)。

肘关节伸直。患者可能需要轻微屈肘,检查者才能触及肱二头肌的收缩。

若肌肉收缩活动不明确，当参与这一运动的肌肉主动完成其主要运动时,它们将很容易被触及。

- 桡侧腕长伸肌和桡侧腕短伸肌(腕关节伸展,见第 137~139 页)
- 旋前圆肌(远端和近端桡尺关节旋前,见第 134~136 页)
- 桡侧腕屈肌(腕关节屈曲,见第 140~142 页)

2 级　患者取坐位,手臂外展 90°置于治疗台上(图 91a)。肘关节伸直,前臂处于中立位。检查者固定其上臂及肩关节。检查者可在前臂下方铺设衬布,以避免测试过程中的摩擦力。患者在全关节活动范围屈曲肘关节,同时保持前臂中立位。

3 级　患者取坐位,将手臂紧贴身体(图 91b)。检查者将患者上臂压向其身体并使之固定。患者举起前臂同时保持中立位。

4~6 级　肌力检查时,起始姿势同 3 级肌力检查(图 91c)。检查者用身体固定患者上肢,于手腕近端、前臂桡侧施加阻力。

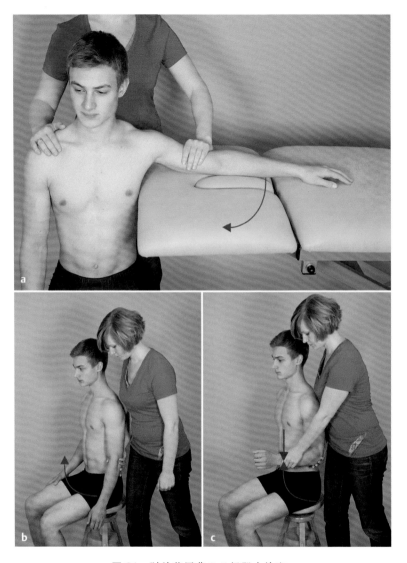

图 91　肘关节屈曲 2~6 级肌力检查。

■ 远端和近端桡尺关节旋后(图 92)

肌肉	起点	止点
旋后肌	尺骨旋后嵴,肱骨外上髁,外侧副韧带,桡骨环状韧带	桡骨
桡神经(C5-C6)		
1 肱二头肌		
长头	盂上结节	桡骨粗隆,前臂筋膜
短头	喙突	桡骨粗隆,前臂筋膜
肌皮神经(C5-C6)		
拇长展肌	尺骨的后侧面,前臂骨间膜,桡骨的后侧面	第 1 掌骨基底
桡神经(C7-C8)		
拇长伸肌	尺骨的后侧面,前臂骨间膜	拇指末节指骨基底
桡神经(C7-C8)		
肱桡肌	外上髁上嵴,外侧肌间隔	桡骨茎突
桡神经(C5-C6)		

临床症状

短缩:肱二头肌和肱桡肌能使前臂旋后和屈肘,当这些肌肉短缩时,前臂旋前和肘关节伸展的活动范围将受限。患者通过增加肩关节内旋和外展代偿旋前受限。将导致躯干侧弯,凸向患侧。

无力:前臂旋后肌无力表现在各种日常生活中,如拧紧螺钉、转动门把手或关闭水龙头等动作无力。

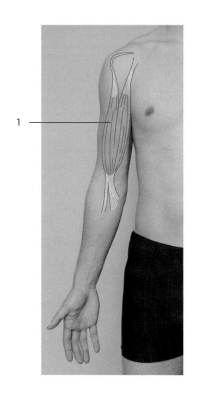

图 92　参与远端和近端桡尺关节旋后的肌肉。

1：肱二头肌

1 级　检查者触诊患者的前臂旋后肌,患者前臂轻度旋前置于治疗台上。由于表面被伸肌群覆盖,无法触及旋后肌。

肱桡肌仅参与前臂从旋前位到中立位的旋后运动。前臂旋后时肱二头肌肌力随肘关节屈曲角度的增加而增大, 在屈曲 90°时达到最大,之后随着进一步屈曲再次减弱。

下列参与前臂旋后的肌肉,若检查者无法确定其收缩活动时,在其完成主要功能性动作时更易触诊:

- 肱二头肌(肘关节屈曲,见第 128~129 页)
- 拇长展肌(拇指腕掌关节外展,见第 158~159 页)
- 拇长伸肌(拇指指间关节伸展,见第 149~150 页)
- 肱桡肌(肘关节屈曲,见第 128~129 页)

2 级　患者上臂置于治疗台上,肘关节屈曲 90°(图 93a)。检查者固定其上臂远端,患者完成从旋前到旋后全关节范围的运动。

　　3级　起始姿势和固定方式同2级肌力检查(图93b)。由于该肌肉无法做对抗重力的检查,为代替重力,检查者在患者前臂远端施加适当阻力。

　　4~6级　肌力检查时,起始姿势和固定方式同2级肌力检查,检查者在前臂远端施加阻力。

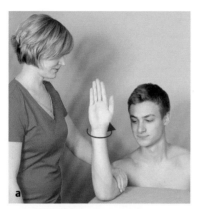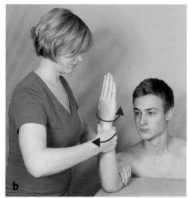

图93　远端和近端桡尺关节旋后2~6级肌力检查。

■ 远端和近端桡尺关节旋前(图94)

	肌肉	起点	止点
1	旋前方肌 正中神经(C8–T1)	尺骨远端 1/4 段掌面	桡骨远端 1/4 段掌侧面
2	旋前圆肌 肱骨头 尺骨头 正中神经(C6–C7)	 肱骨内上髁,内侧肌间隔 尺骨喙突	 桡骨外侧面 桡骨外侧面
3	桡侧腕屈肌 正中神经(C6–C8) 桡侧腕长伸肌 桡神经(C5–C7)	 肱骨内上髁,前臂筋膜表面 外上髁上嵴,外侧肌间隔	 第2掌骨底掌侧面 第2掌骨底掌侧面
4	肱桡肌 桡神经(C5–C6)	外上髁上嵴,外侧肌间隔	桡骨茎突

> **临床症状**
>
> **短缩**:除了旋后受限,旋前肌短缩也会使肘关节伸展活动范围受限。因为除了旋前方肌,所有旋前肌肉均经过肘关节并产生屈肘。
>
> 日常生活中,会影响某些功能的执行,如转动钥匙或拧紧螺丝。患者通过增加肩关节内收和外旋, 以及躯干侧弯来代偿关节活动范围受限。
>
> **无力**:当执行某些日常功能时,患者缺乏力量,如打开水龙头或拧松螺丝。

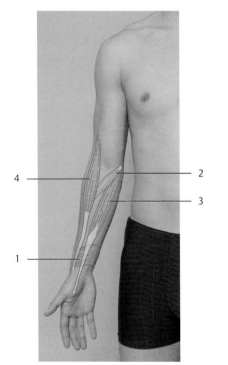

图 94　参与远端及近端桡尺关节旋前的肌肉。

1:旋前方肌
2:旋前圆肌
3:桡侧腕屈肌
4:肱桡肌

1 级　检查者触诊患者旋前肌,患者前臂轻微旋后置于治疗台上。旋前方肌很难触及,因为它表面覆盖有屈指和屈腕肌群。

肱桡肌仅参与前臂从旋后位到中立位的旋前运动。下列参与前臂旋前的肌肉,若检查者无法确定其肌肉收缩时,在其完成主要功能性动作时更易触诊:

- 桡侧腕屈肌(腕关节屈曲,见第 140~141 页)
- 桡侧腕长伸肌(腕关节伸展,见第 137~138 页)
- 肱桡肌(肘关节屈曲,见第 128~129 页)
- 掌长肌(腕关节屈曲,见第 140~141 页)

2 级　患者上臂置于治疗台上,屈肘 90°(图 95a)。检查者固定上臂远端,患者完成从旋后到旋前全关节活动范围的运动。

3 级　起始姿势和固定方式同 2 级肌力测试(图 95b)。由于该肌肉无法做对抗重力的检查,为代替重力,检查者在前臂远端施加适当阻力。

4~6 级　肌力检查时,起始姿势和固定方式同 2 级肌力检查,检查者在前臂远端施加阻力。

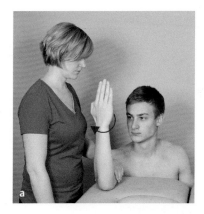
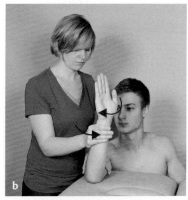

图 95　远端和近端桡尺关节旋前 2~6 级肌力检查。

腕关节

■ 腕关节伸展(图 96)

	肌肉	起点	止点
1	指伸肌 桡神经(C6–C8)	肱骨外上髁,外侧副韧带,桡骨环状韧带,前臂筋膜	近节指骨基底,第 2~5 指后侧腱膜
2	桡侧腕长伸肌 桡神经(C5–C7)	外上髁上嵴,外侧肌间隔	第 2 掌骨基底
3	桡侧腕短伸肌 桡神经 C7	肱骨外上髁伸肌总腱,外侧副韧带,桡骨环状韧带	第 3 掌骨基底
4	示指伸肌 桡神经(C6–C8)	尺骨的后侧面,前臂骨间膜	示指后腱膜
5	拇长伸肌 桡神经(C7–C8)	尺骨的后侧面,前臂骨间膜	拇指远节指骨基底
6	小指伸肌 桡神经(C6–C8)	肱骨外上髁伸肌总腱	第 5 指后腱膜

临床症状

短缩:屈腕和全部手指屈曲受限。当肘关节伸直,手腕和手指屈曲时腕伸肌短缩更为明显。当个体完成日常活动时,肌肉短缩不易察觉。然而,如果伴随伸腕肌持续过度负重,则会引起外上髁炎(网球肘)。

无力:患者前臂旋前位提重物时,不能保持伸腕。腕关节向掌侧倾斜。如果患者频繁以此姿势提拉物体,手指和手腕伸肌肌腱的起始点可能会表现出过度负重症状(外上髁炎)。

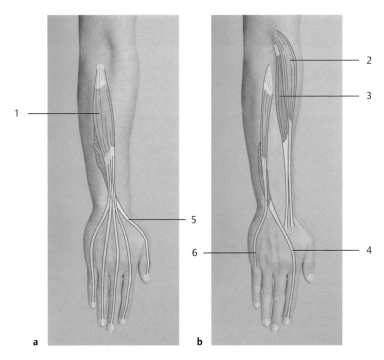

图96   参与腕关节伸展的肌肉。

1：指伸肌
2：桡侧腕长伸肌
3：桡侧腕短伸肌
4：示指伸肌
5：拇长伸肌
6：小指伸肌

1级   检查者触诊患者伸腕肌，患者前臂旋前位置于治疗台上。检查者在其前臂远端支撑前臂，根据患者肌肉收缩的能力控制腕关节置于中立位或轻度伸展位。

随患者手指伸展，很容易触及指伸肌、拇长伸肌和小指伸肌。患者拇指指间关节伸展时，很容易触及拇长伸肌。

2级   患者前臂保持中立位置于治疗台上（图97a），检查者在近腕关节处固定前臂。随腕关节伸展，手指将屈曲。如果手指屈肌过度紧张，腕关节伸展的关节活动范围将会受到不利影响。

　　3 级　患者前臂旋前位置于治疗台上,使手悬于台缘外(图 97b)。检查者在其近腕关节处固定前臂。患者在手指屈曲状态下伸展腕关节。

　　4~6 级　肌力检查时,起始姿势和固定方式同 3 级肌力检查(图 97c)。检查者在患者手背施加阻力。

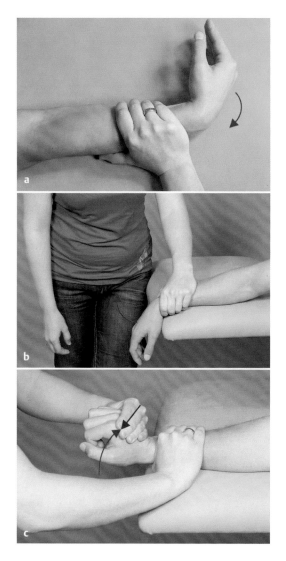

图 97　腕关节伸展 2~6 级肌力检查。

■ 腕关节屈曲(图 98)

肌肉	起点	止点
1 指浅屈肌 　正中神经(C7–T1)	肱骨内上髁,尺骨喙突,桡骨	第 2~5 指中节指骨中点
2 指深屈肌 　正中神经和尺神经 　　(C6–T1)	尺骨掌侧面,前臂骨间膜	第 2~5 指远节指骨基底
3 尺侧腕屈肌 　尺神经(C7–C8)	肱骨内上髁,鹰嘴,尺骨后缘 上 2/3	豌豆骨
4 拇长屈肌 　正中神经(C7–C8)	桡骨前面,前臂骨间膜	拇指远节指骨
5 桡侧腕屈肌 　正中神经(C6–C8) 　拇长展肌 　桡神经(C8–T1)	肱骨内上髁,前臂筋膜 尺骨的后侧面,前臂骨间膜, 桡骨的后侧面	第 2 掌骨基底掌侧面 第 1 掌骨基底

临床症状

　　短缩:伸腕和伸所有手指时,关节活动范围受限。在肘关节伸直状态下手指、腕关节同时伸展时,肌肉短缩更为明显。临床上,进行日常活动时肌肉短缩不明显。然而,当伴有腕屈肌持续负重时,将会导致内上髁炎(高尔夫球肘)。

　　无力:当患者前臂旋后拎提重物时,其将不能有效将腕关节稳定在屈曲位。腕关节向背侧倾斜。若在此关节位置重复受力,手指、腕屈肌肌腱的起点处会表现出过度负重的临床症状(内上髁炎)。

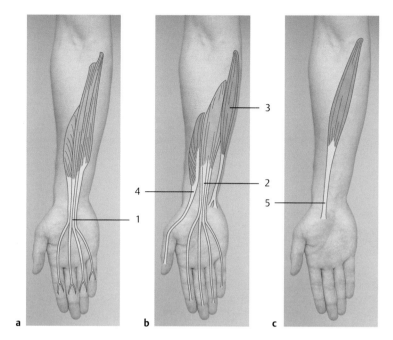

图 98 参与腕关节屈曲的肌肉。

1：指浅屈肌
2：指深屈肌
3：尺侧腕屈肌
4：拇长屈肌
5：桡侧腕屈肌

1 级 检查者触诊患者屈腕肌,患者将前臂旋后置于治疗台上,检查者将患者前臂固定于此位置。

在手指屈曲时,很容易触及指浅屈肌和指深屈肌的收缩。同样,当掌指关节屈曲时,很容易触及拇长屈肌的收缩,当拇指腕掌关节外展时,很容易触及拇长展肌的收缩。

2 级 患者前臂保持中立位置于治疗台上(图 99a)。检查者在近腕关节处固定患者前臂。

3 级 患者前臂于旋后位置于治疗台上,手悬于台缘外(图 99b)。检查者在近腕关节处固定患者前臂。

4~6 级 肌力检查时,起始姿势和固定方式同 3 级肌力检查(图 99c)。检查者向患者手掌施加阻力。

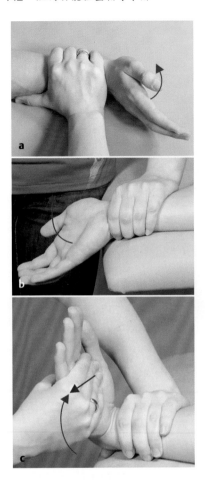

图 99   腕关节屈曲 2~6 级肌力检查。

■ 腕关节桡侧偏移(外展)(图 100)

肌肉	起点	止点
1　桡侧腕长伸肌 　　桡神经(C5–C7)	外上髁上嵴,外侧肌间隔	第 2 掌骨基底
2　拇长展肌 　　 　　桡神经(C8–T1)	尺骨的后侧面,前臂骨间膜, 桡骨的后侧面	第 1 掌骨基底
拇长伸肌 　　桡神经(C7–C8)	尺骨的后侧面,前臂骨间膜	拇指远节指骨基底
3　桡侧腕屈肌 　　正中神经(C6–C8)	肱骨内上髁,前臂筋膜	第 2 掌骨基底掌侧面
拇长屈肌 　　正中神经(C6–C8)	桡骨前面,前臂骨间膜	拇指远节指骨基底
拇短伸肌 　　 　　桡神经(C7–T1)	尺骨,前臂骨间肌,桡骨的后 侧面	拇指近节指骨基底

临床症状

　　短缩:除了尺侧偏移受限,肌肉短缩也会限制腕关节屈伸。

　　无力:腕关节桡侧偏移无力可能同时伴随屈腕或伸腕无力。当患者前臂中立位拎提重物时尤为明显。

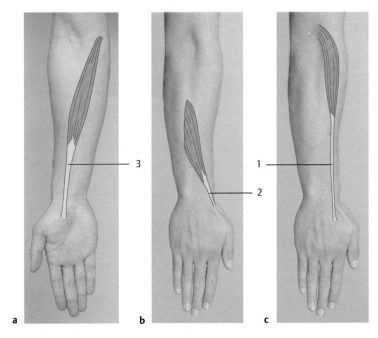

图 100　参与腕关节桡侧偏移的肌肉。

1：桡侧腕长伸肌

2：拇长展肌

3：桡侧腕屈肌

1 级　　所有参与腕关节桡侧偏移的肌肉,在其完成主要功能性活动时,较容易触及肌肉收缩:

- 桡侧腕长伸肌(腕关节伸展,见第 137~138 页)
- 拇长展肌(拇指腕掌关节外展,见第 158~159 页)
- 拇长伸肌(拇指指间关节伸展,见第 149~150 页)
- 桡侧腕屈肌(腕关节屈曲,见第 140~141 页)
- 拇长屈肌[拇指指间关节(原文为掌指关节)屈曲,见第 151~152 页]

2 级　　患者前臂旋前位置于治疗台上(图 101a)。检查者在患者前臂近腕关节处将其固定。

患者完成从尺侧偏移到桡侧偏移的运动。检查者可在患者手下方铺设衬布,以减少测试过程中的摩擦。

3 级 患者前臂置于中立位,并将手悬于治疗台缘外(图 101b)。检查者在患者前臂近腕关节处将其固定。

4~6 级 肌力检查时,起始姿势和固定方式同 3 级肌力检查(图 101c)。

检查者向患者第一掌骨处施加阻力。

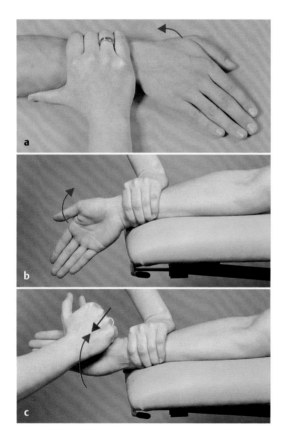

图 101 腕关节桡侧偏移
2~6 级肌力检查。

■ 腕关节尺侧偏移(内收)(图102)

肌肉	起点	止点
1 尺侧腕伸肌 桡神经(C7–C8)	肱骨外上髁,尺骨的后侧面	第五掌骨基底
2 尺侧腕屈肌 尺神经(C7–C8)	肱骨内上髁,鹰嘴,尺骨后缘 上 2/3	豌豆骨
指伸肌 桡神经(C6–C8)	肱骨外上髁,外侧副韧带,桡 骨环状韧带,前臂筋膜	近节指骨基底,第 2~5 指后侧腱膜
小指伸肌 桡神经(C6–C8)	肱骨外上髁	第 5 指后腱膜

临床症状

短缩:除了桡侧偏移受限,肌肉短缩也会限制腕关节屈伸。

无力:腕关节尺侧偏移无力通常伴随腕关节屈伸无力。尺侧偏移相关肌肉无力对功能的影响很小。

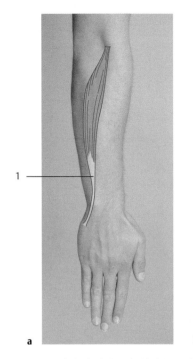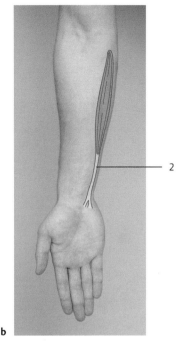

图 102　参与腕关节尺侧偏移的肌肉。

1：尺侧腕伸肌

2：尺侧腕屈肌

1 级　　所有参与腕关节尺侧偏移的肌肉，在其完成主要功能性活动时，除了尺侧腕伸肌，都较容易触及肌肉收缩：

- 桡侧腕屈肌（腕关节屈曲，见第 140~141 页）
- 指伸肌（伸指，见第 174~175 页）
- 小指伸肌（伸第 5 指，见第 174~175 页）

2 级　　患者前臂旋前置于治疗台上（图 103a），检查者在近腕关节处将其固定。

患者完成从桡侧偏斜到尺侧偏斜的运动。检查者可在患者前臂下方铺设衬布，以减少测试过程中的摩擦。

3 级　　患者取坐位，将手臂紧靠身体。检查者在近腕关节处将患者前臂固定于旋前位（图 103b）。

4~6 级　肌力检查时,起始姿势和固定方式同 3 级肌力检查(图 103c)。

检查者向患者第 5 掌骨处施加阻力。

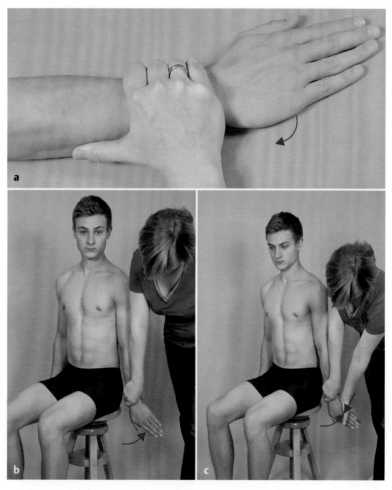

图 103　腕关节尺侧偏移 2~6 级肌力检查。

拇指关节

■ 拇指指间关节伸展 (图 104)

肌肉	起点	止点
1　拇长伸肌 桡神经(C7–C8)	尺骨后侧面,前臂骨间膜	拇指远节指骨基底

> **临床症状**
>
> 　　**短缩**:拇指掌指关节和指间关节屈曲,对掌、对指活动均受限。
>
> 　　**无力**:患者拇指不能完全复位(伸直),也不能完全打开手掌来抓大件物体。患者拇指指间关节屈曲。

　　1 级　患者的前臂和手置于治疗台上,检查者触诊肌肉。检查者固定患者拇指掌指关节。

　　2 级　患者的前臂和手置于治疗台上。检查者固定患者拇指掌指关节(图 105)。患者拇指指间关节伸展幅度能达到全范围关节活动度的一半以上。

　　3 级　起始姿势和固定方式同 2 级肌力检查。

　　患者拇指指间关节伸展达到全范围关节活动度。

　　4~6 级　肌力检查时,起始姿势和固定方式同 2 级肌力检查。检查者在拇指远端背侧施加阻力。

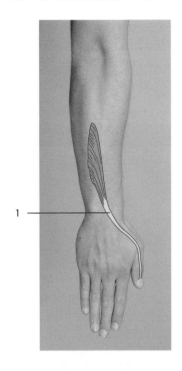

图 104　参与拇指指间关节伸展的肌肉。

1：拇长伸肌

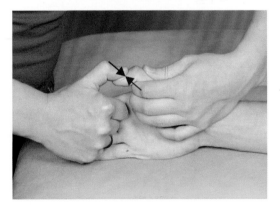

图 105　拇指指间关节伸展
2~6 级肌力检查。

■ 拇指指间关节屈曲(图 106)

肌肉	起点	止点
1 拇长屈肌 正中神经(C6~C8)	桡骨前侧面,前臂骨间膜	拇指远节指骨基底

临床症状

短缩:拇长屈肌短缩限制拇指远端指节伸展,当拇指复位时关节活动度也受限。

无力:钳夹是手部非常重要的功能,这一功能将出现变化。如果拇长屈肌无力,患者抓物时需伸拇指指间关节,从而增加拇指内收。

1级 患者前臂旋后位置于治疗台上,检查者触诊肌肉。检查者将患者拇指的掌指关节固定在伸展位。

2级 起始姿势和固定方式同1级肌力检查。

患者拇指指间关节屈曲幅度能达到全范围关节活动度的一半以上。

3级 起始姿势和固定方式同2级肌力检查。

患者拇指指间关节屈曲达到全范围关节活动度。

4~6级 肌力检查时,起始姿势和固定方式同2级肌力检查(图107)。检查者需要在拇指末节指骨掌侧施加阻力。

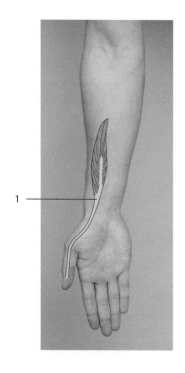

图 106　参与拇指指间关节屈曲的肌肉。
1：拇长屈肌

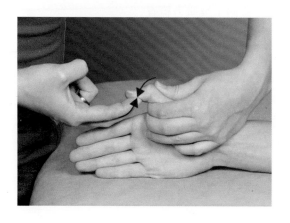

图 107　拇指指间关节屈曲 2~6 级肌力检查。

■ 拇指掌指关节伸展(图 108)

肌肉	起点	止点
1 拇长伸肌 桡神经,深支(C7–C8)	尺骨后侧面,前臂骨间膜	拇指远节指骨基底
2 拇短伸肌 桡神经,深支(C7–C8)	尺骨后侧面,前臂骨间膜, 桡骨后侧面	拇指远节指骨基底

临床症状

　　短缩:拇指掌指关节和指间关节屈曲,对指、对掌功能均受限。

　　无力:拇指伸展复位的肌力减弱。患者不能完全打开自己的手掌来抓取较大的物体。

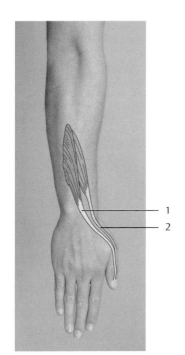

　　　　　1
　　　　　2

图 108　参与拇指掌指关节伸展的肌肉。

1：拇长伸肌

2：拇短伸肌

1 级　检查者触诊肌肉时，患者前臂和手呈中立位置于治疗台上。检查者固定拇指腕掌关节(图 109a)。

拇指掌指关节伸展时，最易触及拇长伸肌。

2 级　患者前臂和手呈中立位置于治疗台上。检查者固定拇指腕掌关节(图 109a)。

患者能够将拇指掌指关节伸展至全关节活动度的一半。

3 级　起始姿势和固定方式同 2 级肌力检查。

患者拇指掌指关节伸展达到全关节活动范围。

4~6 级　肌力检查时，起始姿势和固定方式同 2 级肌力检查(图 109b)。

检查者在患者拇指近端指骨的背侧施加阻力。

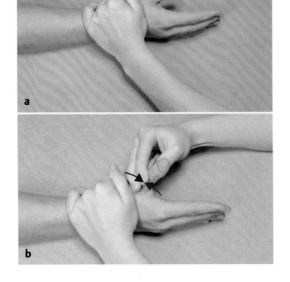

图 109　拇指近端指骨(译者注：掌指关节)伸展 2~6 级肌力检查。

■ 拇指掌指关节屈曲(图110)

肌肉	起点	止点
1 拇长屈肌 正中神经骨间前神经 (C6-C8)	桡骨前侧面,前臂骨间膜	拇指远节指骨基底
2 拇短屈肌 浅头	屈肌支持带	拇指掌指关节的桡侧籽骨
正中神经(C8-T1) 深头	小多角骨,大多角骨,头状骨	拇指掌指关节的桡侧籽骨
尺神经(C8-T1)		

临床症状

短缩:拇指掌指关节和指间关节伸展及复位动作均受限。

无力:对掌肌力减弱。当患者抓持一件物体时,拇指腕掌关节将会处于内收状态。

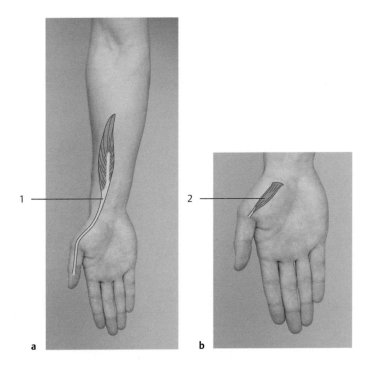

图 110　参与拇指掌指关节屈曲的肌肉。

1：拇长屈肌

2：拇短屈肌

1 级　患者前臂旋后位置于治疗台上，检查者触诊肌肉。检查者固定拇指腕掌关节（图 111a）。

拇短屈肌深头被其他肌肉覆盖，无法触及。

若拇指指间关节同时屈曲，拇长屈肌较容易触诊。

2 级　患者前臂旋后位置于治疗台上。检查者固定患者拇指腕掌关节（图 111a）

患者能够将拇指掌指关节屈曲至全关节活动度的一半。

3 级　起始姿势和固定方式同 2 级肌力检查。

患者能够将拇指掌指关节屈曲达到全关节活动范围。

4~6 级　肌力检查时，起始姿势和固定方式同 2 级肌力检查（图

111b)。

检查者在患者拇指近端指骨的掌侧施加阻力。

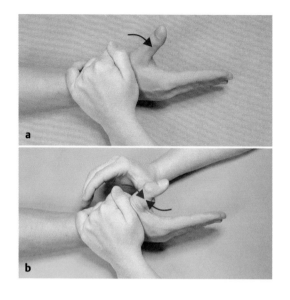

图 111 拇指掌指关节屈
曲 2~6 级肌力检查。

■ 拇指腕掌关节外展(图 112)

肌肉	起点	止点
1　拇长展肌 桡神经(C7–C8)	尺骨后侧面,骨间膜,桡骨后 侧面	第 1 掌骨基底
2　拇短展肌 正中神经(C8–T1)	舟状骨,屈肌支持带	拇指近节指骨的桡侧 籽骨
拇短伸肌 桡神经(C7–T1)	尺骨,骨间膜,桡骨后侧面	拇指近节指骨基底
拇对掌肌 正中神经(C6–C7)	大多角骨结节,屈肌支持带	第 1 掌骨桡侧缘
拇长屈肌 正中神经(C6–C8)	桡骨前侧面,骨间膜	拇指远节指骨基底

临床症状

　　短缩:这些肌肉的短缩很罕见。

　　无力:如果这些肌肉无力,拇指不能充分外展。拇指的对掌和复位动作受限。

　　根据功能,这种肌力减退也被称为握瓶征阳性:当患者抓住瓶子或杯子时,拇指和示指的距离减少,指蹼不触碰物体。大鱼际会有萎缩。

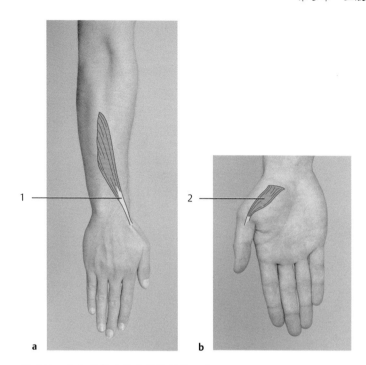

图 112　参与拇指腕掌关节外展的肌肉。

1：拇长展肌

2：拇短展肌

1 级　患者前臂和手腕呈中立位置于治疗台上，检查者触诊肌肉。检查者固定手腕如图(图 113a)。

以下肌肉在它们各自完成其主要功能性动作时更易触诊：

- 拇短伸肌(拇指掌指关节伸展,见第 153~154 页)
- 拇对掌肌(拇指腕掌关节屈曲,见第 166~167 页)
- 拇长屈肌(拇指指间关节屈曲,见第 151~152 页)

2 级　检查者触诊肌肉时，患者前臂和手腕呈中立位置于治疗台上。检查者固定手腕如图(图 113a)。

患者能够将拇指外展至全关节活动度的一半。

3 级　起始姿势和固定方式同 2 级肌力检查。

患者能够将拇指外展达到全关节活动度。

4~6 级　肌力检查时,起始姿势和固定方式同 2 级肌力检查(图 113b)。

检查者在患者拇指近节指骨的桡侧施加阻力。

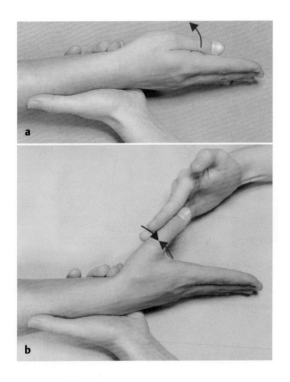

图 113　拇指腕掌关节外展 2~6 级肌力检查。

■ 拇指腕掌关节内收 (图 114)

肌肉	起点	止点
1 拇内收肌		
横头	第 3 掌骨	拇指掌指关节尺侧籽骨
斜头	小多角骨,头状骨	拇指掌指关节尺侧籽骨
尺神经(C8–T1)		
2 拇短屈肌		
浅头	屈肌支持带	拇指掌指关节桡侧籽骨
正中神经(C8–T1)		
深头	大多角骨,小多角骨,头状骨	拇指掌指关节桡侧籽骨
尺神经(C8–T1)		
3 拇对掌肌	大多角骨结节,屈肌支持带	第 1 掌骨桡侧缘
正中神经(C6–C7)		

临床症状

短缩:可以预见的外展受限。

无力:第 1、2 掌骨间的肌肉萎缩已经清晰地证明了无力的存在,特别是在尺神经麻痹合并骨间肌受累时尤其明显。

测试无力的一个简单易行的方法是让患者用指尖钳夹起一张纸。当检查者试图抽出这张纸时,由于内收肌无力,患者不能够继续夹住纸张。患者尝试通过增加屈肌力量来代偿内收肌无力。这会导致拇指指间关节出现较明显的屈曲动作(Froment 征阳性)。

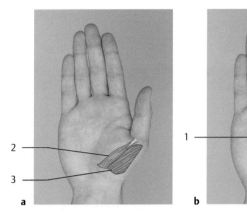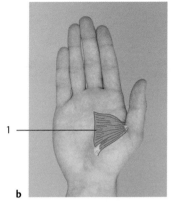

图 114　参与拇指腕掌关节内收的肌肉。

1：拇内收肌

2：拇短屈肌

3：拇对掌肌

1 级　患者前臂和手呈中立位置于治疗台上,检查者触诊肌肉。检查者固定患者手腕于伸展位。

拇短屈肌的深头和拇内收肌被其他肌肉覆盖,因此难以触及。

若患者屈曲掌指关节,拇短屈肌的浅头很容易触及。

若患者屈曲腕掌关节,拇对掌肌很容易触及。

2 级　患者前臂和手呈中立位置于治疗台上。检查者固定患者手腕（图 115a）。

患者能够将拇指从外展位内收至全关节活动度的一半。

3 级　起始姿势和固定方式同 2 级肌力检查。

患者能够将拇指内收达到全关节活动度。

4~6 级　肌力检查时，起始姿势和固定方式同 2 级肌力检查（图 115b）

检查者在患者拇指近节指骨的尺侧施加阻力。

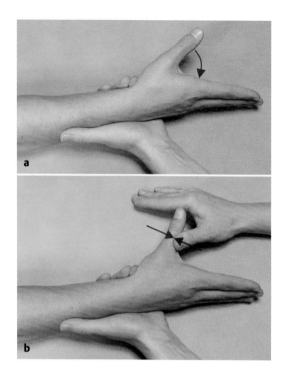

图 115 拇指腕掌关节内收 2~6 级肌力检查。

■ 拇指腕掌关节伸展 (图 116)

	肌肉	起点	止点
1	拇长伸肌 桡神经(C7–C8)	尺骨后侧面,骨间筋膜	拇指远节指骨基底
2	拇短伸肌 桡神经(C7–T1)	尺骨,骨间筋膜,桡骨后侧面	拇指远端指骨基底
3	拇长展肌 桡神经(C7–C8)	尺骨后侧面,骨间筋膜,桡骨后侧面	第 1 掌骨基底

临床症状

短缩:拇指腕掌关节、掌指关节和指间关节屈曲受限,当这些活动同时进行时尤为明显。

腕关节尺偏也会受限。

无力:拇指复位动作肌力减弱。患者不能完全张开自己的手抓握大件物体。

这一临床现象在桡神经麻痹的患者中很明显(见第192页)。

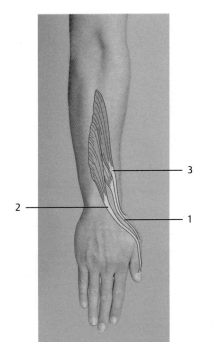

图116   参与拇指腕掌关节伸展的肌肉。
1:拇长伸肌
2:拇短伸肌
3:拇长展肌

1级　患者前臂和手呈中立位置于治疗台上,检查者触诊肌肉。检查者固定患者手腕(图117)。

患者在矢状面上将拇指腕掌关节轻度外展。患者向桡侧手腕伸拇指。

2级　患者前臂和手呈中立位置于治疗台上。检查者固定患者手腕(图117a)。

肌力测试过程同1级肌力检查,患者能够将拇指腕掌关节伸展至全关节活动度的一半。

3级　起始姿势和固定方式同2级肌力检查。

患者能够将拇指腕掌关节伸展至全关节活动度。

4~6级　肌力检查时,起始姿势和固定方式同2级肌力检查(图117b)

检查者在患者第一掌骨背侧施加阻力。

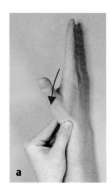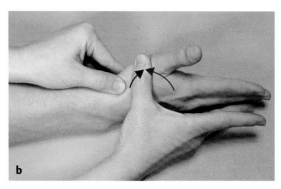

图117　拇指腕掌关节伸展2~6级肌力检查。

■ 拇指腕掌关节屈曲(图 118)

	肌肉	起点	止点
1	拇长屈肌 正中神经(C6-8)	桡骨前侧面,骨间膜	拇指远节指骨基底
2	拇短屈肌		
	浅头 正中神经(C8-T1)	大多角骨屈肌支持带	拇指掌指关节桡侧籽骨
	深头 尺神经(C8-T1)	大多角骨,头状骨	拇指掌指关节桡侧籽骨
3	拇短展肌 正中神经(C8-T1)	舟状骨,屈肌支持带	拇指近节指骨桡侧籽骨
4	拇对掌肌 正中神经(C6-C7)	大多角骨结节,屈肌支持带	第1掌骨桡侧缘

临床症状

短缩:拇指腕掌关节、掌指关节和指间关节伸展受限。

根据短缩的程度,患者不能够完全将拇指复位。拇指和其他手指间的距离减少。患者不能抓握较大的物体。

无力:拇指对掌、对指动作的肌力减弱。当患者提拿重物时,会尝试通过增加拇指掌指关节和指间关节的屈曲来代偿腕掌关节屈曲的无力。

如果这些屈肌也功能缺失或无力,患者将通过伸腕来代偿这些功能的缺失。这样能够被动屈曲拇指掌指关节和指间关节。

此外,患者无法用手指钳夹住小的物体,并尝试通过拇指腕掌关节内收来代偿无力。

这样的临床现象在正中神经麻痹的患者中很明显 (见第 194 页)。

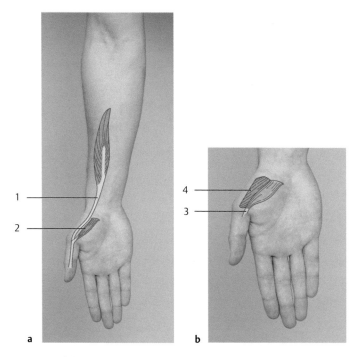

图 118 参与拇指腕掌关节屈曲的肌肉。

1：拇长屈肌
2：拇短屈肌
3：拇短展肌
4：拇对掌肌

1 级 患者前臂于旋后位置于治疗台,检查者触诊肌肉。检查者固定患者手腕在如图位置(图 119a)。

患者在矢状面上屈曲拇指腕掌关节,腕掌关节轻度外展。

很难区分参与拇指腕掌关节屈曲的肌肉。

如果检查者不能确定肌肉是否存在收缩活动, 下述肌肉在完成其主要功能性动作时更易触诊:

■ 拇长屈肌(拇指指间关节屈曲,见第 151~152 页)

■ 拇短屈肌(拇指掌指关节屈曲,见第 155~156 页),其深头很难触及。

■ 拇短展肌(拇指腕掌关节外展,见第 158~159 页)

2 级　患者前臂于旋后位置于治疗台上，检查者固定手腕（图119a）。

肌力测试过程同 1 级肌力检查，患者能完成拇指腕掌关节屈曲全关节活动度的前半。

3 级　起始姿势和固定方式同 2 级肌力检查。

患者能在拇指腕掌关节全关节活动范围内屈曲。

4~6 级　肌力检查时，起始姿势和固定方式同 2 级肌力检查（图119b）。

检查者在第 1 掌骨掌侧施加阻力。

拇指对掌需要数个关节和不同功能的协同参与，因此是一组复合运动。鉴于此，拇对掌肌肌力无法通过手法肌力测试直接评估得到。为了描述拇对掌肌肌力，所有涉及对掌的功能都应进行纳入考虑范围：

- 拇指腕掌关节外展——第 1 掌骨在额状面上的伸展动作
- 拇指腕掌关节屈曲——此动作在外展位进行，患者将第 1 掌骨向上活动至第 2 掌骨所在矢状面上
- 拇指掌指关节屈曲
- 拇指指间关节屈曲

通过让患者用拇指和其余手指拿住一张纸片能粗略的评价拇指对

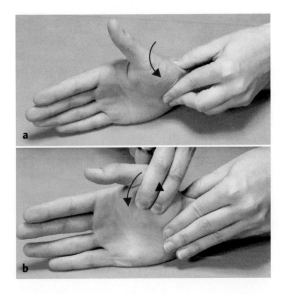

图 119　拇指腕掌关节屈曲
2~6 级肌力检查。

掌功能。

若正中神经麻痹,拇对掌无力或者功能缺失,并存在明显的大鱼际肌萎缩(见第 194 页)。

与拇指对掌相似,拇指复位是一个双关节运动,这是各种功能协同的结果,无法通过手法肌力评级来直接评估。因而须评估此活动中所涉及的各项功能,以得到此动作顺序的鉴别信息:

- 拇指腕掌关节外展——第一掌骨额在状面上的伸展动作
- 拇指腕掌关节伸展——在外展位进行,患者向桡侧伸拇指
- 拇指掌指关节伸展
- 拇指指间关节伸展

如果存在桡神经麻痹,拇指复位动作将会出现无力或完全缺失(见第 192~193 页)。

手指关节

■ 分指(图 120)

肌肉	起点	止点
1 骨间背侧肌 尺神经(C8–T1)	5 根掌骨各自相对的侧面	近节指骨基底,第 2~5 指后侧腱膜
2 小指展肌 尺神经(C8–T1)	豌豆骨,豌豆钩韧带,屈肌支持带	第 5 指骨近节指骨基底尺侧缘,小指伸肌腱膜
伸指肌腱 桡神经(C6–C8)	肱骨外上髁,外侧副韧带,桡骨环状韧带,前臂筋膜	近节指骨基底,第 2~5 指后侧腱膜

临床症状

　　短缩：如果骨间背侧肌短缩，当近端和远端指间关节同时屈曲时，手指掌指关节不能完全伸展。在大多数情况下，同时存在骨间掌侧肌和蚓状肌短缩。

　　无力：在掌骨间和小指基底部可见明显萎缩。

　　如果骨间背侧肌无力，手指表现为爪形。爪形姿势是因为掌指关节的指伸肌群过度兴奋所致。指伸肌群过度活跃，掌指关节过伸，屈指肌腱张力增高，近端指间关节屈曲。

　　如果指伸肌无力，在伸指和伸腕时，所有手指关节的力量都将明显减弱。

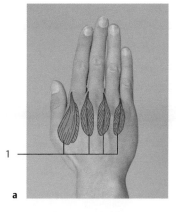
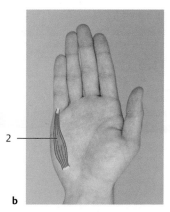

图 120　参与分指的肌肉。

1：骨间背侧肌
2：小指展肌

1 级　患者前臂于旋前位置于治疗台上,检查者触诊肌肉。检查者固定患者手腕(图 121a)。

2 级　患者前臂于旋前位置于治疗台上。检查者固定患者手腕(图 121a)。

患者能够完成全关节活动范围一半的手指分指动作。

3 级　起始姿势和固定方式同 2 级肌力测试。

患者能够进行全关节活动范围的手指分指动作。

4~6 级　肌力检查时, 起始姿势和固定方式同 2 级肌力检查(图 121b)。

检查第 2 指时,检查者在患者桡侧施加阻力;检查第 3 指时,检查者在患者桡侧和尺侧分别施加阻力;检查第 4 指和第 5 指时,检查者在患者尺侧施加阻力。

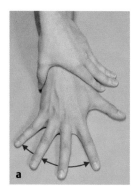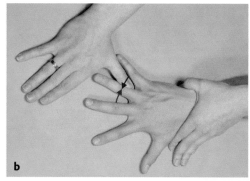

图 121　分指 2~6 级肌力检查。

■ 并指(图 122)

肌肉	起点	止点
1 骨间掌侧肌	第 2、4、5 掌骨	第 2、3、4 近节指骨基底及相应背侧腱膜
尺神经(C8–T1)		

临床症状

短缩:如果这些肌肉短缩,当近端和远端指间关节同时屈曲时,掌指关节不能伸展。在大多数患者中,骨间背侧肌和蚓状肌同时短缩。

无力:掌指关节屈曲肌力减弱。经常可见爪形手。掌指关节过伸,近端和远端指间关节屈曲。

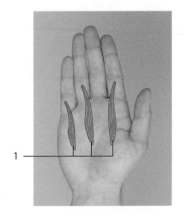

图 122 参与并指的肌肉。
1:骨间掌侧肌

　　1 级　患者前臂于旋后位置于治疗台上。检查者固定患者手腕(图 123a)。

　　骨间掌侧肌无法触诊。如果出现肉眼可见的颤搐,则为 1 级肌力。

　　2 级　患者前臂于旋后位置于治疗台上。手指分开,检查者固定患者手腕(图 123a)。

　　患者只能将手指部分并指。

　　3 级　起始姿势和固定方式同 2 级肌力检查。

　　患者能够将手指完全并拢。

　　4~6 级　肌力检查时,起始姿势和固定方式同 2 级肌力检查 (图 123b)。

　　检查第 2 指时,检查者在患者尺侧施加阻力;检查第 4 指和第 5 指时,检查者在患者桡侧施加阻力。

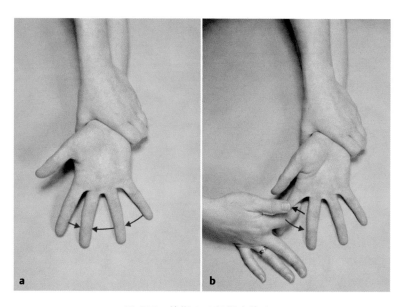

图 123　并指 2~6 级肌力检查。

■ 掌指关节伸展(图 124)

肌肉	起点	止点
1 指伸肌 桡神经(C6-C8)	肱骨外上髁,外侧副韧带,桡 骨环状韧带,前臂筋膜	第 2~5 指背侧腱膜
2 示指伸肌 桡神经(C6-C8)	尺骨后侧面,骨间筋膜	示指背侧腱膜
3 小指伸肌 桡神经(C6-C8)	肱骨外上髁	小指背侧腱膜

临床症状

短缩:所有手指关节屈曲动作受限。当屈腕伸肘时短缩更明显。持续短缩同时伴有这些肌肉过度负荷可能会激惹外侧髁的肌腱止点。

无力:上述肌肉无力,特别是指伸肌无力,将导致掌指关节伸展无力,也会引起伸腕肌力减弱。

如果肌力明显减弱,患者将不能主动分指。为了抓握物体,患者将屈腕以使手被动张开。

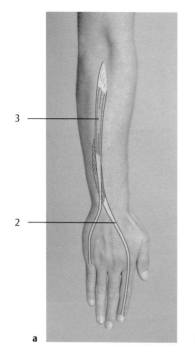
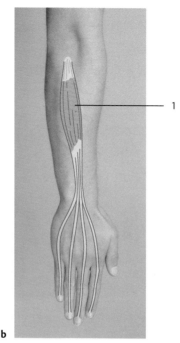

图 124　参与掌指关节伸展的肌肉。

1：指伸肌

2：示指伸肌

3：小指伸肌

　　1 级　　患者前臂于旋前位置于治疗台上，检查者触诊肌肉。检查者握住患者手部并固定腕关节保持中立位，掌指关节轻度屈曲。

　　2 级　　患者前臂于中立位置于治疗台上。检查者固定患者手腕（图 125a）。

　　掌指关节的伸展能在近端和远端指间关节屈或伸的情况下进行，这取决于手指屈肌的延展性。这个动作能充分进行。

　　3 级　　患者前臂于旋前位置于治疗台上，手指悬于治疗台边缘外。检查者固定患者手腕（图 125b）。

掌指关节充分伸展。

4~6 级　肌力检查时，起始姿势和固定方式同 3 级肌力检查（图 125c）。

检查者在患者近节指骨背侧施加阻力。

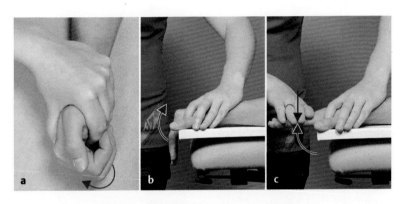

图 125　掌指关节伸展 2~6 级肌力检查。

■ 掌指关节屈曲 (图 126)

	肌肉	起点	止点
	骨间掌侧肌 尺神经(C8–T1)	第 2、4、5 掌骨	第 2、4、5 近节指骨基底和相应背侧腱膜
1	骨间背侧肌 尺神经(C8–T1)	5 根掌骨各自相对的侧面	近节指骨基底,第 2~5 指后侧腱膜
2	蚓状肌 正中神经,尺神经 (C8–T1)	指深屈肌腱桡侧缘	掌指关节的关节囊,伸肌腱膜
	指浅屈肌 正中神经,尺神经 (C7–T1)	肱骨内上髁,尺骨冠状突,桡骨	第 2~5 指中节指骨中心
	指深屈肌 正中神经前骨间分支,尺神经 (C6–T1)	尺骨近端 2/3 掌侧面,骨间膜	第 2~5 远节指骨基底
	小指短屈肌 尺神经(C8–T1)	屈肌支持带,钩骨钩突	近端指骨基底掌侧面

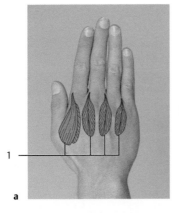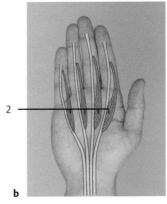

图 126　参与掌指关节屈指的肌肉。

1：骨间背侧肌

2：蚓状肌

临床症状

　　短缩：所有手指关节伸展均受限。

　　如果伸指同时伸展腕关节，指浅屈肌和指深屈肌短缩变得更明显。

　　无力：除屈掌指关节肌力减弱外，上述肌肉肌力减弱还会引起近端和远端指间关节及腕关节屈曲肌力减弱。对患者而言，由于不能很好地握拳，意味着相当一部分的功能丧失。患者在提拎重物时，不能保持腕关节屈曲。

　　如果屈掌指关节无力更显著，意味着骨间肌和蚓状肌受累更严重，因为这两块肌肉是最主要的掌指关节屈曲肌。从临床来看，症状类似于尺神经麻痹症状(见第 193 页)。

1 级　患者前臂于旋后位置于治疗台上,检查者固定患者手腕并触诊。

骨间掌侧肌无法触及，因为它们位于深部且被其他肌肉和肌腱所覆盖。

2 级　患者前臂于中立位置于治疗台上。检查者从掌侧固定患者手腕(图 127a)。

患者能在全关节活动范围内进行掌指关节屈曲。

3 级　患者前臂于旋后位置于治疗台上。检查者固定患者手腕(图 127b)。

4~6 级　肌力检查时，起始姿势和固定方式同 3 级肌力检查(图 127c)。

检查者在患者近节指骨施加阻力。

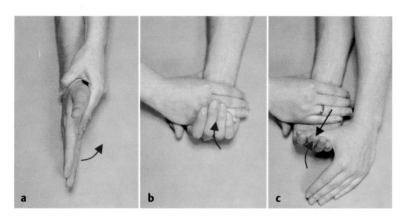

图 127　掌指关节屈曲 2~6 级肌力检查。

■ 近端和远端指间关节伸展(图 128)

肌肉	起点	止点
1 指伸肌 桡神经(C6-C8)	肱骨外上髁,外侧副韧带,桡骨 环状韧带,前臂筋膜	第 2~5 指后侧腱膜
示指伸肌 桡神经(C6-C8)	尺骨后侧面,骨间筋膜	示指后侧腱膜
小指伸肌 桡神经(C6-C8)	肱骨外上髁	小指后侧腱膜
骨间掌侧肌 尺神经(C8-T1)	第 2、4、5 掌骨	近节指骨底,后侧腱膜
2 骨间背侧肌 尺神经(C8-T1)	5 根掌骨各自相对的侧面	近节指骨基底,后侧腱膜
蚓状肌 正中神经,尺神经 (C8-T1)	指深屈肌腱桡侧缘	掌指关节的关节囊,后侧 腱膜

临床症状

短缩:所有手指关节屈曲受限。在伸肘屈腕屈指时短缩尤为明显。永久短缩会激惹外侧髁肌腱起点。

在掌指关节伸展和近端、远端指间关节屈曲时,检查者能发现骨间肌和蚓状肌的短缩。

无力:伸指伸腕时,肌力减弱特别明显。

如果骨间肌和蚓状肌受累,在掌指关节屈曲、分指和并指时力量减弱。

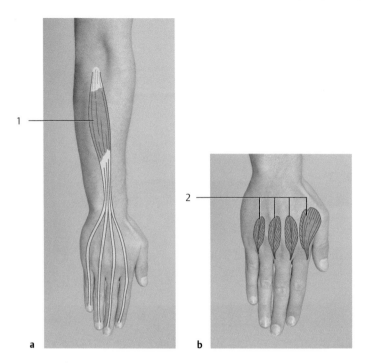

图 128　参与近端和远端指间关节伸展的肌肉。

1：指伸肌

2：骨间背侧肌

1 级　患者前臂于旋前位置于治疗台上，检查者触诊肌肉。检查者握住患手，在掌心侧固定掌指关节于伸展位。

骨间掌侧肌和蚓状肌被其他肌肉和肌腱覆盖，不能触及。

2 级　患者前臂于旋前位置于治疗台上，手指中节和远节指骨悬于治疗台边缘外。检查者固定患者掌指关节（图 129a）。

患者在关节活动范围的前半部伸展近端和远端指间关节。

3 级　起始姿势和固定方式同 2 级肌力检查。

近端和远端指间关节能同时完全伸展。

4~6 级　肌力检查时，起始姿势和固定方式同 2 级肌力检查。

检查者在中节和近节指骨施加阻力。

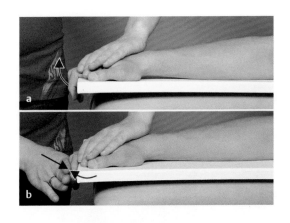

图 129　近端和远端指间关节伸展 2~6 级肌力检查。

■ 近端指间关节屈曲 (图 130)

	肌肉	起点	止点
1	指深屈肌 正中神经前骨间分支,尺神经(C6–T1)	尺骨近端 2/3 掌侧面,骨间膜	第 2~5 远节指骨基底部
2	指浅屈肌 正中神经(C7–T1)	肱骨内上髁,尺骨冠状突,桡骨	第 2~5 指中节指骨中心

临床症状

　　短缩:所有手指关节伸展受限,在伸腕时尤为明显。

　　无力:在远端和近端指间关节屈曲,以及屈腕时肌力均减弱。当提拎重物时,患者不能保持屈腕。

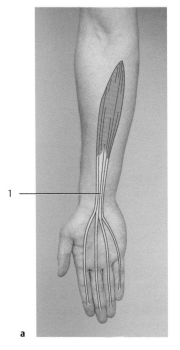
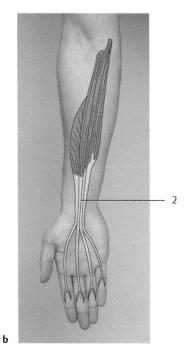

图 130　参与近端指间关节屈曲的肌肉。

1：指深屈肌

2：指浅屈肌

1 级　患者前臂于旋后位置于治疗台上,检查者触诊肌肉。

检查者固定患者掌指关节于伸展位(图 131a)。

2 级　患者前臂于旋后位置于治疗台上。检查者固定患者掌指关节于伸展位(图 131a)。

患者近端指间关节屈曲能达到全关节活动范围的一半。

3 级　起始姿势和固定方式同 2 级肌力检查。

患者能够在全关节活动范围内进行近端指间关节屈曲。

4~6 级　肌力检查时,起始姿势和固定方式同 2 级肌力检查(图 131b)。

检查者在患者中节指骨施加阻力。

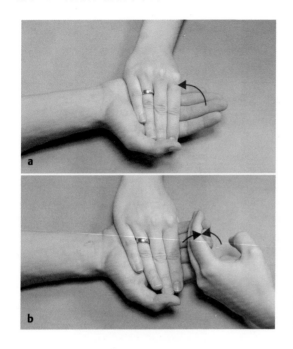

图 131　近端指间关节屈曲 2~6 级肌力检查。

■ 远端指间关节屈曲 (图 132)

肌肉	起点	止点
1　指深屈肌 　　正中神经前骨间分 　　　支,尺神经(C6–T1)	尺骨近端 2/3 掌侧面,骨间膜	第 2~5 远端指基骨底

临床症状

　短缩:所有手指关节伸展受限,伸腕时尤为明显。

　无力:屈腕屈指肌力减弱。

1 级　触诊时,患者前臂于旋后位置于治疗台上。检查者固定患者近端指间关节于伸展位。

2 级　患者前臂于旋后位置于治疗台上。检查者固定患者近端指间关节于伸展位(图 131a)。

患者部分屈曲远端指间关节。检查者需要在每一个远端指间关节进行检查。

3 级　起始姿势和固定方式同 2 级肌力检查。

远端指间关节屈曲活动达到全范围关节活动度。

4~6 级　肌力检查时,起始姿势和固定方式同 2 级肌力检查(图 133)。检查者在患者手指的远节指骨施加阻力。

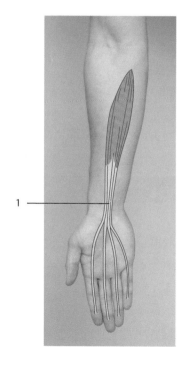

图 132　参与远端指间关节屈曲的肌肉。

1: 指深屈肌

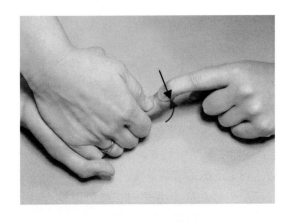

图 133　远端指间关节屈曲 2~6 级肌力检查。

临床情况——实践示例

　　上肢肌肉徒手肌力检查在前面章节已做描述。本节所述为上肢周围性瘫痪最显著的和在物理治疗实践中最常见的形式。

　　认识这些形式的瘫痪对诊断及治疗非常重要。

　　除了功能缺失,还会出现明显的萎缩、代偿性动作,以及继发性损伤。

周围神经损伤所致翼状肩

　　以下周围神经可能会受累:

　　■ 胸长神经(C5–C7)(如举重物时引起的损伤)

　　■ 副神经(在延髓中具有独立核团的颅神经,核团向下延伸至 C5–C6 水平)(图 134)

　　■ 肩胛背神经(C4–C5)(如臂丛神经损伤患者)

　　根据神经损伤部位,前锯肌(胸长神经)、斜方肌(副神经)或菱形肌(肩胛背神经)将受累。这三种形式的瘫痪临床表现均为翼状肩。尽管这样,瘫痪肌肉和正常肌肉的不同组合决定了休息和运动时肩胛骨的不同位置(向内或朝向胸廓)。

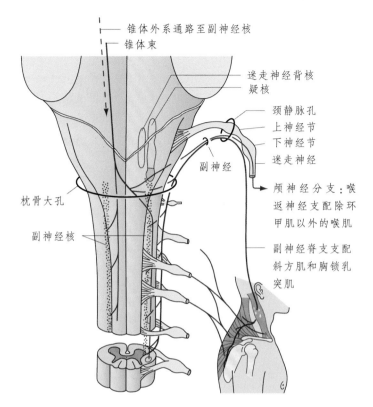

图 134　副神经走行和运动支配。

如果前锯肌前向和侧向牵拉活动缺失，斜方肌和菱形肌将内向牵拉肩胛骨。肩胛骨内侧缘明显从胸廓突出。由于斜方肌仅能部分旋转肩胛骨，患者无法在全活动度范围内举起手臂。在活动中，翼状肩加重(图135)。

如果副神经损伤导致斜方肌乏力，由于前锯肌及胸小肌的作用，肩胛骨将相对于脊柱前向或侧向移动。肩胛骨内侧缘将稍远离胸廓，由于前锯肌的作用，患者抬起手臂时将部分代偿。在这种情况下，患者仍不能完全举起手臂(图136)。

菱形肌瘫痪所致的翼状肩最不明显。此种情况下，肩胛骨略向外远离脊柱。然而，患者仍能通过前锯肌和斜方肌的作用完全旋转肩胛骨，因此在全活动度范围内都能举起手臂(图137)。

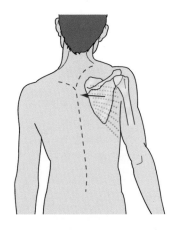

图 135 前锯肌瘫痪所致翼状肩。

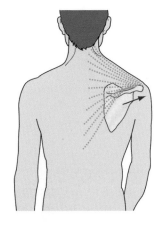

图 136 斜方肌瘫痪所致翼状肩。

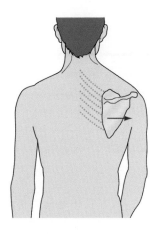

图 137 菱形肌瘫痪导致翼状肩。

肌肉无力患者翼状肩

胸椎严重后凸所致姿势异常往往伴菱形肌和斜方肌无力。

肩胛骨从脊柱向内偏移并从胸廓向后突出。在很多情况下,患者上肢上抬时活动受限且伴上举肌力减弱。如让患者上肢向前伸出并略负重,一段时间后肩胛骨缘就会从胸廓凸出(Matthiass Ⅰ, Ⅱ和Ⅲ,见第 35~37 页)。

这一肌肉功能缺陷可引起肩关节主动和被动稳定结构过度使用的症状。

Erb 麻痹

Erb 麻痹通常由直接暴力引起,多见于摩托车事故或产伤。

在此情况下,从 C5 和 C6(偶见 C7)脊髓节段发出的神经受到损伤(Duus,2012)。

根据损伤部位不同,由这些神经所支配的肌肉会出现不同程度的无力症状,这是因为肌肉通常至少由两根神经所支配。瘫痪/无力主要表现在以下肌肉:

肌肉	神经支配
三角肌	腋神经(C4–C6)
小圆肌	腋神经(C4–C6)
冈上肌	肩胛上神经(C4–C6)
冈下肌	肩胛上神经(C4–C6)
前锯肌	胸长神经(C5–C7)
菱形肌	肩胛背神经(C4–C5)
肱二头肌	肌皮神经(C5–C6)
肱桡肌	桡神经(C5–C6)
旋后肌	桡神经(C5–C6)

由于三角肌、冈上肌、冈下肌和小圆肌瘫痪,患者上肢内旋并松软垂于身体一侧。由于前锯肌和菱形肌无力,肩关节被向前牵拉,肩胛骨内侧缘从胸廓凸出呈现典型的翼状肩。

三角肌和肱二头肌萎缩也很显著。肱骨头半脱位,肩峰下出现明显凹痕(图 138)。

Erb 麻痹所导致的最重要功能缺失是肩前屈、外展不能,并伴屈肘无力。

患者不能通过提肩和躯干侧弯来充分代偿,完成上肢上举。

三角肌区域和前臂、手桡侧感觉缺失(图 138,红色阴影部分)。

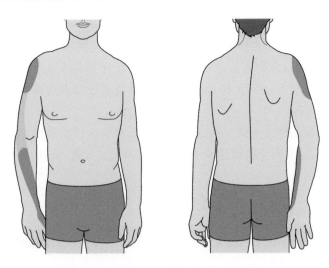

图 138 Erb 麻痹上肢位置(前、后面观)。

Klumpke 麻痹

在此情况下,C8–T1(偶见 C7)节段脊神经受损(Duus,2012)。

瘫痪累及手部小肌肉和屈指肌,屈腕肌通常不受累。尺神经分布区存在感觉损害。

由于伸指肌占优势,且骨间肌和蚓状肌(伸近端及远端指间关节)瘫痪,表现为爪形手。

肩胛上神经麻痹(C4–C6)

肩胛上神经麻痹影响冈上肌和冈下肌。除外展肩关节外,冈上肌还可稳定肩关节。此肌瘫痪影响肩外展。在大部分情况下,三角肌可单独完成肩外展,但肌力较差。肩关节稳定有赖于外展时关节囊头端周围收缩并将肱骨头压进关节盂。由于维持关节稳定作用丧失,瘫痪可导致肩关节其他肌肉如肱二头肌长头、肩胛下肌或小圆肌等过度负载。冈下肌瘫痪将导致外旋肌力显著减弱,因为除此以外仅有小圆肌和三角肌后束实现肩关节外旋。冈下肌和小圆肌可共同加强肩关节囊后部,预防肱骨头后脱位。冈下肌瘫痪将导致肩关节其他肌肉[如肩胛下肌和(或)小圆肌]过度负载(图 139)。

　　如果神经长时间麻痹,位于肩胛冈下方的冈下肌萎缩愈加显著。因为冈上肌被斜方肌覆盖,其萎缩可能并不明显。

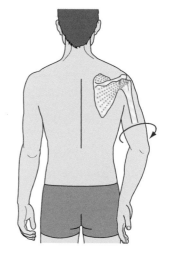

图 139　肩胛上神经麻痹患者上肢体位。

腋神经麻痹(C4–C6)

　　大多数情况下,肩关节脱位、肱骨骨折或腋拐压迫会导致腋神经损伤。

　　三角肌和小圆肌受累,使上肢前屈和外展肌力明显减弱,外旋力量也显著下降。

　　患者只能通过冈上肌部分外展上臂,也只能通过肱二头肌长头、喙肱肌和胸大肌部分抬起上臂。冈下肌仍可实现肩外旋。

　　然而,上述三种动作都出现明显肌力下降。

　　如果麻痹持续很长时间,三角肌萎缩会使肩部外形出现明显变化。肩部变平,肩峰呈角状突出。

　　肌肉稳定作用的缺失会导致肩部可收缩及非可收缩性结构的过伸,这反过来会导致肩关节半脱位甚至脱位(图 140)。

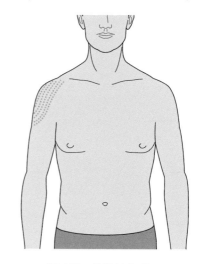

图 140　腋神经麻痹。

肌皮神经麻痹(C5–C6)

　　肌皮神经支配肱二头肌、肱肌和喙肱肌。神经麻痹主要影响屈肘。肱桡肌、旋前圆肌、桡侧腕屈肌、尺侧腕屈肌、指浅屈肌肱骨头和腕伸肌虽可屈肘,但肌力很弱,且不能完成全关节范围活动。尽管存在肌力下降,但上肢仍可通过三角肌和胸大肌(锁骨部、胸骨部)完成上举。

　　因为肱二头肌瘫痪,前臂旋后肌力明显下降。明显的表现是上臂屈肌侧肩关节外形扁平,以及手臂下垂时完全伸直（图141）。

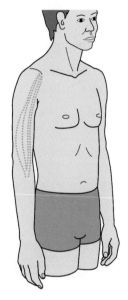

图 141　肌皮神经麻痹。

桡神经麻痹(C5–C8)

　　因为桡神经的运动分支从上臂和前臂的不同水平发出，其损伤的临床表现总是取决于其损伤部位。例如,若损伤发生在腋部,所有由桡神经支配的肌肉都会受累。这些肌肉包括肱三头肌、肱桡肌和旋后肌,以及所有的伸指肌、伸腕肌和拇长展肌。临床表现为完全不能伸肘,屈肘肌力略减弱，旋后肌力显著下降，前臂旋前至中立位的力量也会减退。腕、指关节不能主动伸展。若损伤部位在上臂肱三头肌支发出处远端,伸肘功能则不受影响。若损伤部位在前臂,则只有伸指、伸腕肌瘫痪。无论损伤部位如何,垂腕是桡神经麻痹的典型体征(译者注:桡神经深支损伤时主要表现为伸腕无力和不能)(图142)。

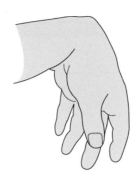

图 142　桡神经麻痹。

尺神经麻痹(C8–T1)

尺神经麻痹主要表现为骨间肌瘫痪,继而出现爪形手。其他症状包括:蚓状肌、拇短屈肌深头、拇收肌和小鱼际肌瘫痪萎缩。若损伤发生在肘部,则尺侧腕屈肌、掌长肌和第 4、5 指指深屈肌也会受累。爪形手是尺神经损伤的典型表现,其产生原因为上述肌肉瘫痪萎缩而拮抗肌占相对主导地位。掌指关节过伸,在第 4、5 指尤为明显(图 143)。尺神经麻痹通常由尺神经沟处的直接外伤或压迫所引起。

骨间肌和蚓状肌对掌指关节屈曲有显著影响。因而当这些肌肉瘫痪时,伸指肌群在掌指关节起主导作用。因为第 2、3 蚓状肌和指长屈肌尚保有功能,所以第 2、3 指过伸程度略轻。

拇指外展,伴掌指关节过伸。其机制为拇收肌瘫痪而使拇外展肌为相对主导肌;而拇短屈肌短头无力,伸肌相对过强,从而使掌指关节过伸。

拇收肌瘫痪会引起 Froment 征阳性,即当患者试图用拇指和示指钳夹起一张纸时,因拇收肌无力,拇长屈肌代偿性收缩,从而引起拇指间关节屈曲。

如长时间麻痹,骨间肌和小鱼际肌明显萎缩。

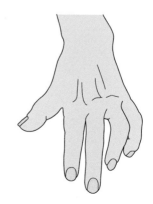

图 143　尺神经麻痹爪形手。

正中神经麻痹(C5-T1)

正中神经在高位麻痹会导致特征性的"猿手"畸形。因第2、3指的指浅屈肌和指深屈肌,以及桡侧腕屈肌瘫痪,腕关节呈伸展位。因拇长屈肌、指浅屈肌、指深屈肌(第2、3指)以及两内侧蚓状肌无力,拇指、示指和中指呈伸展位。此外,因拇短展肌、拇对掌肌和拇短屈肌浅头也受累,拇指会平贴示指(图144)。

若正中神经在前臂中点远端损伤,则仅有由正中神经支配的手部小肌肉受累。

在上述两种情况下,如果神经麻痹持续存在,都会引起大鱼际肌明显萎缩("猿手")。无论损伤部位,Bottle征也都呈阳性。即如果患者试图用患手抓握水杯或瓶子,因拇指不能充分外展,结果导致拇指与示指之间的指蹼无法触碰到目标物体(图145)。

拇指对掌、对指运动受损,仅能通过屈曲远端指间关节来部分完成这一动作。拇指旋前功能完全丧失。正中神经麻痹通常由外伤或卡压所引起,最常见于腕管处狭窄所致的正中神经卡压。

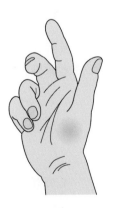

图144　正中神经麻痹患者"猿手畸形"。

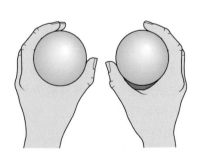

图145　右手Bottle征阳性,见于正中神经麻痹。

下肢肌肉和徒手肌力检查

■ 髋关节

■ 髋关节伸展(图 146)

	肌肉	起点	止点
1	臀大肌	髂嵴,髂后上棘,胸腰筋膜,骶骨,尾骨,髂骨翼	髂胫束,臀肌粗隆
	臀下神经(L5–S2)		
2	半腱肌	坐骨结节	浅鹅足
3	半膜肌	坐骨结节	胫骨内侧髁,关节囊
	胫神经(L5–S2)		
4	臀中肌(后部)	髂骨翼臀侧面	大转子
5	臀小肌(后部)		
	臀上神经(L4–S1)	髂骨翼臀侧面	大转子

	肌肉	起点	止点
6	大收肌	耻骨下支,坐骨支,坐骨结节	股骨粗线内侧唇,内上髁内收肌结节
	闭孔神经(L2–L4) 胫神经(L3–L5)		
7	股二头肌(长头) 胫神经(L5–S2)	坐骨结节	腓骨头

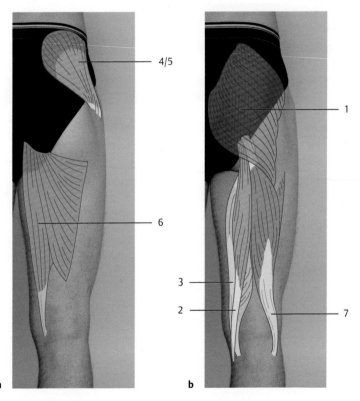

图 146　参与髋关节伸展的肌肉。

1：臀大肌　　　　　　　4,5：臀中肌和臀小肌
2：半腱肌　　　　　　　6：大收肌
3：半膜肌　　　　　　　7：股二头肌

临床症状

　　短缩：臀大肌短缩非常罕见。其他肌肉的挛缩在其各自主要功能中描述。

　　无力：患者站立相不稳，并通过上身后倾来代偿肌无力；从而被动伸展了髋关节。髂股韧带则限制了髋关节过伸，并通过韧带作用为患者提供稳定性（见第 246~247 页）。

　　1 级　　患者俯卧，检查者触诊臀大肌。脊柱处于伸展位时，臀大肌最易收缩。以下参与伸髋的肌肉在完成其主要功能性动作时更易触及：

- 臀中肌和臀小肌（髋关节外展，见第 203~204 页）
- 大收肌（髋关节内收，见第 206~207 页）
- 半腱肌（膝关节屈曲，见第 220~221 页）
- 半膜肌（膝关节屈曲，见第 220~221 页）
- 股二头肌（膝关节屈曲，见第 220~221 页）

　　2 级　　患者侧卧（图 147a），检查者持患者位于上方的下肢使之处于轻度屈曲外展位，以防此过程中腰椎前凸。此时，位于下方的下肢（被测下肢）处于最大屈髋状态。为防止患者通过伸展膝关节模拟伸髋动作，此过程中膝关节应屈曲 80°~90°。

　　此外，还应防止患者通过上半身进行代偿。

　　3 级　　患者俯卧（图 147b），双腿置于检查台外。为稳定骨盆，患者在检查台旁依靠非测试侧下肢单腿站立。检查者也应辅助患者固定骨盆。此过程中，患者被测下肢膝关节略屈曲。

　　4~6 级　　肌力检查时，起始姿势和固定方式同 3 级肌力检查（图 147c）。

　　检查者在患者大腿背侧下 1/3 处施加阻力。

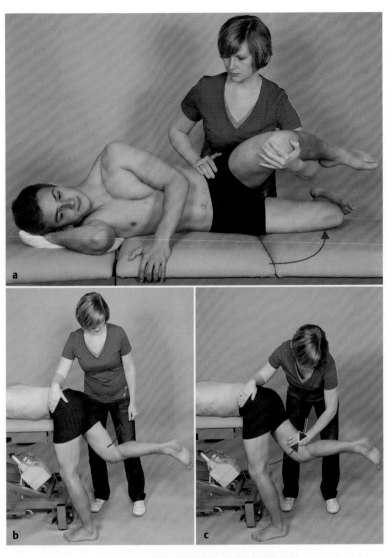

图 147   髋关节伸展 2~6 级肌力检查。

■ 髋关节屈曲(图 148)

	肌肉	起点	止点
1	髂腰肌		
	腰大肌	T12、L1–L4 椎体侧面和这些脊椎的椎间盘,L1–L5 椎体肋突	小转子
	髂肌	髂窝,髂前下棘区	小转子
	腰丛,股神经(腰大肌 L1–L3, 髂肌 L2–L4)		
2	股直肌 股神经(L2–L4)	髂前下棘,髋白上缘	胫骨粗隆
3	阔筋膜张肌 臀上神经(L4–L5)	髂前上棘	髂胫束(胫骨外侧髁)
4	缝匠肌 股神经(L1–L3)	髂前上棘	浅鹅足
	臀小肌(前部) 臀上神经(L4–L5)	髂骨翼臀侧面	大转子
	臀中肌(前部) 臀上神经(L4–S1)	髂骨翼臀侧面	大转子
	耻骨肌 股神经(L2–L3) 闭孔神经(L2–L4)	耻骨梳	耻骨肌线
	长收肌 闭孔神经(L2–L4)	耻骨上支	股骨粗线内侧唇

肌肉	起点	止点
大收肌	耻骨下支,坐骨支,坐骨结节	股骨粗线内侧唇,内上髁收肌结节
闭孔神经(L2–L4), 胫神经(L3–5)		
短收肌 闭孔神经(L2–L4)	耻骨下支	股骨粗线内侧唇
股薄肌 闭孔神经(L2–L4)	耻骨下支	浅鹅足

临床症状

短缩:屈髋肌短缩导致骨盆倾斜、腰椎过度前凸和伸髋受限。

单侧缩短时(见第 246~247 页),受累侧髂骨向前倾斜,非受累侧则保持其解剖位置,这会导致骨盆扭转,并伴腰部、骨盆和髋部的功能障碍。双侧短缩时(尤其是股直肌和阔筋膜张肌),骨盆倾斜会更显著,进而使腰骶移行处椎体承受过度负荷。

无力:步行过程中,患者利用髋关节的环形运动使下肢前移。

患者几乎不可能在无辅助下爬楼梯。由于屈髋肌力量不足(骨盆=移动臂,大腿=固定臂),尽管腹肌功能正常,若手臂不进行支撑,患者仍不能从仰卧位坐起。

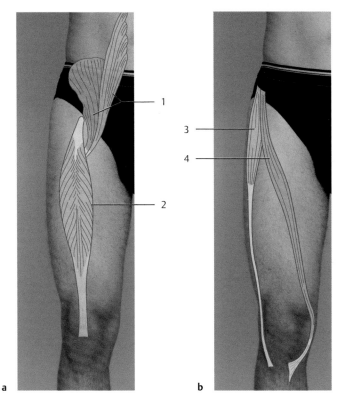

图 148　参与髋关节屈曲的肌肉。

1：髂腰肌

2：股直肌

3：阔筋膜张肌

4：缝匠肌

1 级　患者仰卧,髋、膝轻度屈曲,检查者手握患者下肢进行触诊。以下参与屈髋的肌肉在完成其主要功能性动作时更易触及:

- 股直肌(膝关节伸展,见第 217~218 页)
- 臀中肌和臀小肌(髋关节外展,见第 203~204 页)
- 耻骨肌(髋关节内收,见第 206~207 页)
- 长收肌、大收肌和短收肌(髋关节内收,见第 206~207 页)
- 股薄肌(髋关节内收,见第 206~207 页)

2 级　患者侧卧(图 149a)。检查者稳定患者骨盆,并托起上方的下肢使之轻度外展。下方的下肢(待测下肢)充分伸髋。为防止检查过程中腘绳肌收缩,患者膝关节应屈曲约 80°。

　　3 级　患者仰卧(图 149b),待测下肢小腿悬于治疗台一端之外。患者非待测下肢屈膝,足置于台面,以防止腰椎过度前凸。如果患者在此姿势下能屈髋 90°,则肌力达 2~3 级。在评估 3 级肌力时,检查者在患者坐于检查台边缘(屈髋 90°)时进行检测。患者应避免上半身后倾,否则脊柱屈曲会掩盖屈髋(图 149c)。

　　4~6 级　患者坐于治疗床一端,检查者则在患者膝部施加压力(图149d)。

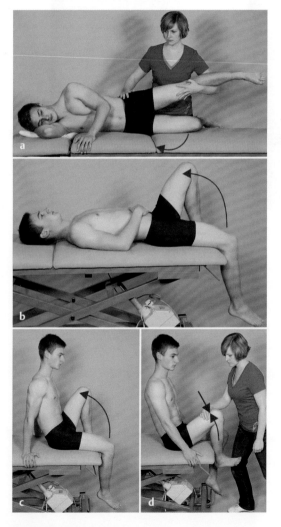

图 149　髋关节屈曲 2~6 级肌力检查。

■ 髋关节外展(图 150)

	肌肉	起点	止点
1	臀中肌 臀上神经(L4-L5)	髂骨翼臀侧面	大转子
2	阔筋膜张肌 臀上神经(L4-L5)	髂前上棘	髂胫束,胫骨外侧髁
3	臀大肌(髂胫束) 臀下神经(L5-S2)	髂嵴,髂后上棘	髂胫束
	臀小肌 臀上神经(L4-S1)	髂骨翼臀侧面	大转子
	股直肌 股神经(L2-L4)	髂前下棘,髋臼上缘	胫骨粗隆
	梨状肌 骶丛(L5-S2)	骶骨骨盆面	大转子内侧

临床症状

短缩: 骨盆向短缩侧倾斜。受累侧下肢功能性增长 (见第 248 页)。患者通过屈髋屈膝或外展受累侧下肢来代偿左右腿长的差异。

下肢关节、腰部、盆部和髋部均负重不均。这种病理性负重会导致所有相关的结构过度负荷,并引起脊柱节段或骶髂关节运动功能障碍。

无力: 肌肉稳定性缺乏意味着在站立相时无力侧无法控制好骨盆,另一侧骨盆下坠(Trendelenburg 征)。双侧无力,时可观察到"猫步"。

另一种代偿模式下,患者向支撑侧弯曲上半身来阻止骨盆的下坠(Duchenne 征),这样的步态称为"蹒跚步态"(见第 248~250 页)。

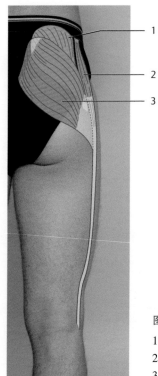

图 150　参与髋关节外展的肌肉。

1：臀中肌和臀小肌

2：阔筋膜张肌

3：臀大肌

　　1 级　患者仰卧,检查者在大转子上方的骨盆外侧触诊臀中肌和臀小肌,在髂前上棘下方触诊阔筋膜张肌。梨状肌由于被臀大肌覆盖而无法触及。以下参与屈髋的肌肉在完成其主要功能性动作时更易触及:

　　■ 臀大肌(髋关节伸展,见第 195~196 页)

　　■ 股直肌(膝关节伸展,见第 217~218 页)

　　2 级　患者仰卧位下进行检查(图 151a)。检查者在双侧髂前上棘处固定骨盆。为减小摩擦力,检查者可在患者足跟处铺设衬布。如果外展肌无力,患者能够外旋髋关节,利用屈肌模拟外展动作。检查者需嘱患者从足跟发起动作,以防止这样的代偿动作。

3 级　患者侧卧,伸髋(图 151b)。

检查者固定骨盆,再次嘱患者从足跟发起外展动作。

4~6 级　起始姿势和固定方式同 3 级肌力检查(图 151c)。

检查者在患者大腿外侧下 1/3 处施加阻力。

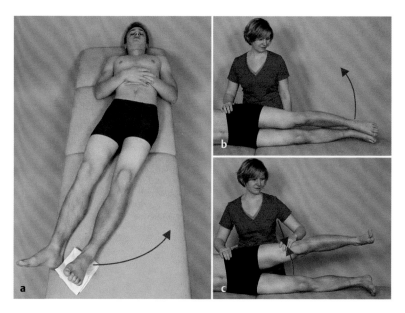

图 151　髋关节外展 2~6 级肌力检查。

■ 髋关节内收(图 152)

	肌肉	起点	止点
1	短收肌	耻骨下支	股骨粗线内侧唇
	长收肌	耻骨上支	股骨粗线内侧唇
	闭孔神经 (L2-L4)		
	大收肌	耻骨下支,坐骨支,坐骨结节	股骨粗线内侧唇,股骨内上髁收肌结节
	闭孔神经 (L2-L4),胫神经(L3-L5)		
2	臀大肌	髂嵴,髂后上棘,胸腰筋膜,骶骨,尾骨	股骨臀肌粗隆
	臀下神经(L5-S2)		
3a	半腱肌	坐骨结节	胫骨粗隆内缘
3b	半膜肌	坐骨结节	胫骨内髁,关节囊,腘斜韧带
	胫神经(L5-S2)		
4	股二头肌(长头)	坐骨结节	腓骨头
	胫神经(L5-S2)		
5	股薄肌	耻骨下支	浅鹅足
	闭孔神经(L2-L4)		
6	耻骨肌	耻骨梳	耻骨肌线
	股神经		
	闭孔神经(L2-L4)		

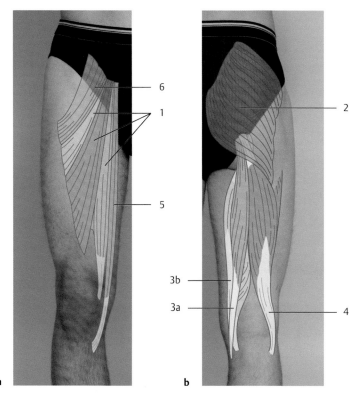

图 152 参与髋关节内收的肌肉。

1：短收肌，长收肌和大收肌
2：臀大肌（下部）
3a：半腱肌
3b：半膜肌

4：股二头肌
5：股薄肌
6：耻骨肌

临床症状

　　短缩：髋内收肌短缩导致受累侧下肢功能性缩短（见第 248 页）。患者可通过以下方式代偿：

- 非受累侧屈髋屈膝
- 非受累侧下肢外展

　　外展肌（译者注：原文为 abductor）挛缩所产生的非生理性负荷会对部分结构产生张力，通常导致腰椎、骶髂关节和下肢关节的功能障碍。

无力：当上半身的受力必须转移到地面时，容易表现出髋内收肌无力，如提举或推拉重物时。这意味着患者在站立相缺乏稳定性，且不能产生足够的力量。患者参加骑马、滑雪等运动时，也容易观察到内收肌无力。

1级　患者仰卧位，检查者在患者大腿内侧触诊短收肌、长收肌和大收肌，以及股薄肌和耻骨肌。以下参与髋关节内收的肌肉在完成其主要功能性动作时更易触及：

- 臀大肌（髋关节伸展，见第195~198页）
- 半膜肌（膝关节屈曲，见第220~223页）
- 股二头肌（膝关节屈曲，见第220~223页）

2级　患者仰卧（图153a）。检查者通过双侧髂前上棘固定患者骨盆。患者髋关节无旋转情况下内收下肢。为减小摩擦力，检查者可在患者足跟处放置布料。

3级　患者侧卧，髋关节伸展（图153b）。

检查者托起患者上方的下肢并使之外展，同时固定骨盆防止屈髋。患者抬起下方的下肢，此过程中维持髋关节伸展。

4~6级　起始姿势和固定方式同3级肌力检查（图153c）。

检查者在患者大腿内侧下1/3处施加阻力。

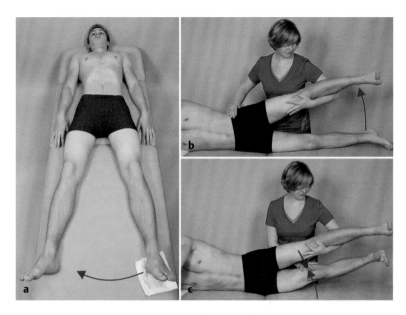

图 153　髋关节内收 2~6 级肌力检查。

■ 髋关节外旋(图 154)

	肌肉	起点	止点
1	臀大肌 臀下神经(L5–S2)	髂嵴,髂后上棘,胸腰筋膜, 骶骨,尾骨	臀肌粗隆,髂胫束
2	臀中肌(后部) 臀上神经(L4–L5)	髂骨翼臀侧面	大转子
3	臀小肌(后部) 臀上神经(L4–S1)	髂骨翼臀侧面	大转子
4	髂腰肌 腰大肌	T12、L1–L4 椎体,以及这些 脊椎的椎间盘侧面,L1–L5 椎体肋突	小转子

肌肉	起点	止点
髂肌 腰丛，股神经（腰大肌 L1–L3,髂肌 L2–L4)	髂窝,髂前下棘区	小转子
上孖肌	坐骨棘	转子窝
下孖肌 臀下神经,骶丛(L5–S2)	坐骨结节	转子窝
闭孔内肌 臀下神经,骶丛(L5–S2)	闭孔周围髋骨内侧面	转子窝
梨状肌 骶丛(L5–S2)	骶骨骨盆面,坐骨大切迹	大转子
5 大收肌 胫神经(L3–L5),闭孔神经(L2–L4)	耻骨下支,坐骨支,坐骨结节	股骨粗线内侧唇
股直肌 股神经(L2–L4)	髂前下棘,髋臼上缘	胫骨粗隆
闭孔外肌 闭孔神经(L2–L4)	闭孔内缘侧面,闭孔膜	转子窝,关节囊
6 股方肌 臀下神经,骶丛(L5–S2)	坐骨结节	转子间嵴

临床症状

　　短缩：当髋关节外旋肌群短缩时，下肢在负重和不负重时均外旋。

　　当短外旋肌群短缩时,由于单侧牵拉骶骨,会导致骶髂关节功能障碍。

　　无力:髋关节外旋肌群无力表现为受累侧下肢内旋。

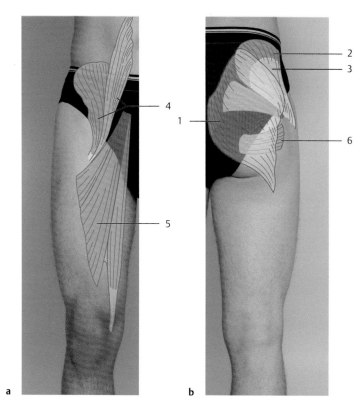

图 154　参与髋关节外旋的肌肉。

1：臀大肌　　　　　　4：髂腰肌
2：臀中肌　　　　　　5：大收肌
3：臀小肌　　　　　　6：股方肌

1 级 髋关节肌肉中主要起外旋作用的肌肉有闭孔内外肌、孖肌、股方肌和梨状肌。

由于这些肌肉被臀大肌覆盖,因此几乎不可能单独触诊这些肌肉,而当臀大肌失神经支配时有可能触及这些肌肉。其他参与髋外旋的肌肉在完成其主要功能性动作时更易触及:

- 臀大肌(髋关节伸展,见第 195~196 页)
- 臀中肌和臀小肌(髋关节外展,见第 203~204 页)
- 髂腰肌(髋关节屈曲,见第 199~200 页)
- 大收肌(髋关节内收,见第 206~207 页)
- 股直肌(膝关节伸展,见第 217~218 页)

2 级 患者取坐位,下肢伸直(图 155a)。检查者固定检查侧骨盆,并向患者腿部施加轻微的阻力,以对抗自中立位开始动作时产生的重力。

3 级 患者坐于治疗台边(图 155b)。检查者固定待检查侧对侧的骨盆。患者自中立位外旋髋关节。整个过程中必须保证患者大腿置于治疗台上。

4~6 级 起始姿势和固定方式同 3 级肌力检查(图 155c)。

检查者在患者大腿外侧近膝关节处和小腿内侧内踝上方施加阻力。

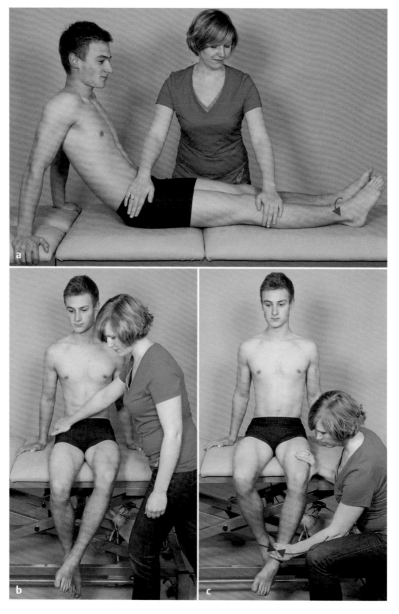

图 155　髋关节外旋 2~6 级肌力检查。

■ 髋关节内旋(图 156)

	肌肉	起点	止点
1	臀小肌(前部) 臀上神经(L4–S1)	坐骨外侧面	大转子
2	臀中肌(前部) 臀上神经(L4–L5)	髂骨外侧面	大转子
3	阔筋膜张肌 臀上神经(L4–L5)	髂前上棘	髂胫束(胫骨外侧髁)
	大收肌 胫神经(L3–L5), 闭孔神经(L2–L4)	耻骨下支,坐骨支,坐骨结节	收肌结节(股骨内上髁)

临床症状

　　由于所有参与髋关节内旋的肌肉均有其他的主要功能,因此,当这些肌肉完成各自主要功能时,短缩,尤其是无力会更趋明显。

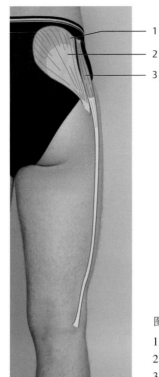

图 156　参与髋关节内旋的肌肉。
1：臀小肌
2：臀中肌
3：阔筋膜张肌

1 级　患者坐位并伸直下肢时髋内旋肌群最易触及。

所有参与髋关节内旋的肌肉均有其他的主要功能。因此，如果检查者不确定某肌肉的收缩活动情况，应在其完成其主要功能性动作时进行评估：

- 臀中肌和臀小肌(髋关节外展，见第 203~204 页)
- 阔筋膜张肌(髋关节外展，见第 203~204 页)
- 大收肌(髋关节内收，见第 206~207 页)

2 级　患者坐位，双下肢伸直(图 157a)。检查者固定检查侧骨盆。

3 级　患者坐于治疗台边缘(图 157b)。检查者固定检查侧骨盆。患者自中立位完成内旋动作。

4~6 级　起始姿势和固定方式同 3 级肌力检查(图 157c)。

检查者在患者大腿内侧近膝关节处和外踝外侧上方施加阻力。

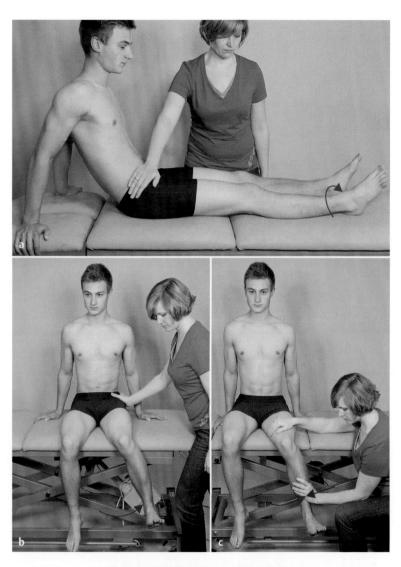

图 157　髋关节内旋 2~6 级肌力检查。

膝关节

■ 膝关节伸展(图 158)

肌肉	起点	止点
1　股四头肌		
股直肌	髂前下棘,髋臼上缘	胫骨粗隆
股外侧肌	股骨粗线外侧唇，大转子外侧面,转子间线,臀肌粗隆	胫骨粗隆
股内侧肌	股骨粗线内侧唇	胫骨粗隆
股中间肌	股骨前面和外侧面	胫骨粗隆
股神经(L2–L4)		
伸膝肌力最终分级取决于阔筋膜张肌的激活程度		
2　阔筋膜张肌	髂前上棘	髂胫束(胫骨外侧髁)
臀上神经(L4–L5)		

临床症状

　　短缩:当股四头肌缩短时,作为其中唯一一个跨双关节的肌肉,股直肌所受影响最明显。当患者同时伸髋屈膝时,短缩最为明显。这种情况下,若存在挛缩,患者将不能完全屈膝或不能伸髋。患者通过增加腰椎前凸来代偿伸髋不能。

　　无力:站立时,患者通过膝关节过伸(膝反弓)提供被动的关节囊性稳定,从而代偿股四头肌无力(见第 250~251 页)。

　　日常活动中,爬楼梯和上坡时股四头肌无力最为明显。患者坐下或站起时会将手置于膝盖上进行支撑。

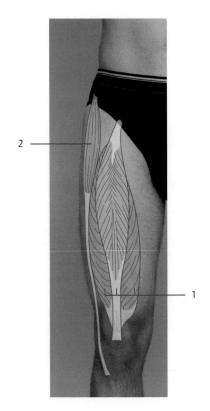

图 158　参与膝关节伸展的肌肉。

1：股四头肌

2：阔筋膜张肌

1 级　患者仰卧,轻度屈膝,检查者可触诊患者股四头肌的三个部分:股外侧肌、股内侧肌和股直肌。

股中间肌位于股直肌下方,无法触及。

2 级　患者侧卧(图 159a)。

检查者托住患者上方的下肢使之轻度外展,下方下肢屈髋屈膝。检查者在大腿处固定被测下肢,以防患者通过屈髋或伸髋来模拟伸膝。

3 级　患者仰卧,被测下肢屈膝,小腿悬于检查台边缘外（图159b）,同时屈曲非待测下肢,将足置于检查台以防腰椎过度前凸。检查者固定被检骨盆。

4~6 级　起始姿势和固定方式同 3 级肌力检查(图 159c)。

检查者在患者小腿前面、踝关节上方施加阻力。

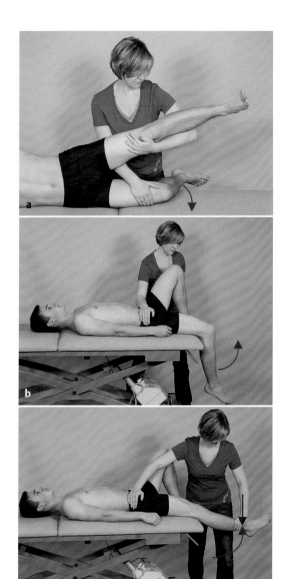

图 159　膝关节伸展 2~6
级肌力检查。

■ 膝关节屈曲(图160)

	肌肉	起点	止点
1	半膜肌	坐骨结节	胫骨内侧髁,关节囊
2	半腱肌 胫神经(L5–S2)	坐骨结节	浅鹅足(胫骨内侧髁)
3	股二头肌		
	长头 胫神经(L5–S2)	坐骨结节	腓骨头
	短头 腓总神经(S1–S2)	股骨粗线外侧唇,股外侧肌间隔	腓骨头
	股薄肌 闭孔神经(L2–L4)	耻骨下支	浅鹅足(胫骨内侧髁)
	缝匠肌 股神经(L1–L3)	髂前上棘	浅鹅足(胫骨内侧髁)
	腓肠肌 内侧头 外侧头 胫神经(S1–S2)	股骨内侧髁 股骨外侧髁	跟骨结节 跟骨结节
	腘肌 胫神经(L4–S1)	股骨外上髁	胫骨后侧面
	跖肌 胫神经(S1–S2)	股骨外侧髁近端,膝关节囊	跟腱内缘

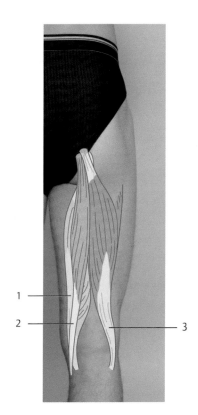

图160 参与膝关节屈曲的肌肉。
1：半膜肌
2：半腱肌
3：股二头肌

临床症状

短缩：在保持腰椎生理前凸曲度时，患者坐位时不能伸直双下肢。在维持腰椎前凸的情况下，膝关节伸直时，髋关节屈曲的正常活动范围是 70°~80°。

然而，双侧短缩通常不对等。这种情况下，当患者双下肢伸直坐下时，腘绳肌收缩活动的不均衡会导致骨盆扭转。骨盆扭转是由髂骨向短缩更显著一侧后旋所致。最终导致骶髂关节和腰椎、骨盆以及髋关节功能障碍。

无力：双侧无力时，患者站立时或表现出骨盆倾斜。无力可表现为膝过伸(见第 251~252 页)。

1 级　患者俯卧位,检查者对相关肌肉进行触诊。半膜肌、半腱肌和股二头肌可在膝关节后部触及。腘肌和跖肌由于被腓肠肌覆盖而无法触及。

以下参与屈膝的肌肉在其完成其主要功能性动作时更易被触及:

- 股薄肌(髋关节内收,见第 206~207 页)
- 缝匠肌(髋关节屈曲,见第 199~200 页)
- 腓肠肌(踝关节跖屈,见第 227~228 页)

2 级　检查时患者侧卧位(图 161a)。检查者托住患者上方的下肢。待测下肢位于下方,屈髋屈膝。检查者在近膝关节处固定患者大腿,以防髋关节代偿性屈曲。

3 级　患者俯卧(图 161b)。检查者固定被检骨盆,以防患者髋关节屈曲外旋。

4~6 级　起始姿势和固定方式同 3 级肌力检查(图 161c)。

检查者在患者踝关节上方、小腿后面施加阻力。

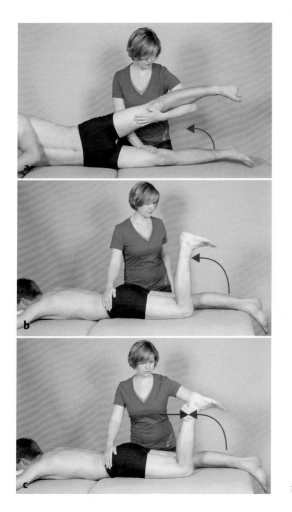

图 161　膝关节屈曲 2~6
级肌力检查。

踝关节

■ 踝关节背屈(图 162)

	肌肉	起点	止点
1	胫骨前肌 腓深神经(L4–L5)	胫骨外侧面,骨间膜	内侧楔状骨距面,第 1 跖骨
2	趾长伸肌 腓深神经(L5–S1)	胫骨外侧髁,腓骨头和腓骨前缘小腿筋膜,骨间膜	第 2~5 趾后腱膜
3	长伸肌 腓深神经(L4–S1)	腓骨内侧面,骨间膜	第 1 趾末节趾骨

临床症状

短缩:踝跖屈受限,足趾离地功能受损。在极端情况下,患者会出现高弓足。趾长伸肌短缩见第 237 页和第 241 页。

无力:在摆动相,患者不能充分抬高足远端(足下垂)。患者通过增加髋膝屈曲来代偿,从而导致临床上常见的跨阈步态(见第 253 页)。当患者用患侧下肢站立时,平衡将受到影响。

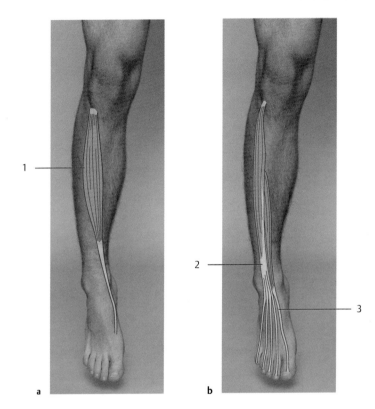

图162 参与踝关节背屈的肌肉。

1：胫骨前肌
2：趾长伸肌
3：长伸肌

1级 患者仰卧位,膝关节屈曲,足悬垂于检查台边缘外,或置于足跟不受约束的位置。最容易触诊的位置是患者的小腿置于检查者下肢上。

当踝关节背伸旋后时,胫骨前肌能明显可见并可被触及。

2级 患者侧卧(图163a),足悬垂于检查台边缘外,膝关节轻度屈曲,检查者在内踝上方固定患者小腿。

3级 患者坐在治疗台的边缘(图163b),检查者在踝关节上方固定患者小腿。

4~6 级　起始姿势和固定方式同 3 级肌力检查(图 163c)。
检查者在患者足前方施加阻力。

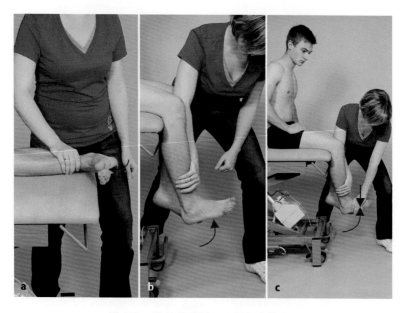

图 163　踝关节背屈 2~6 级肌力检查。

■ 踝关节跖屈(图 164)

肌肉	起点	止点
1　腓肠肌		
内侧头	股骨内侧髁	跟骨结节
外侧头	股骨外侧髁	跟骨结节
胫神经(S1–S2)		
2　比目鱼肌	腓骨头,腓骨后侧面,胫骨比目鱼肌线	跟骨结节
胫神经(S1–S2)		
长屈肌	腓骨后侧面,骨间膜,小腿后侧肌间隔	第1足趾末节趾骨
胫神经(S1–S3)		
趾长屈肌	胫骨后侧面	第2~5足趾末节趾骨
胫神经(S1–S3)		
胫骨后肌	骨间膜,胫腓骨后侧面	舟骨结节,内侧、中间和外侧楔骨
胫神经(L4–L5)		
腓骨长肌	腓骨头,胫腓关节,腓骨近端	第1跖骨结节,内侧骨
腓浅神经(L5–S1)		
腓骨短肌	腓骨外侧面	第5趾骨粗隆
腓浅神经(L5–S1)		
跖肌	股骨外侧髁,膝关节囊	跟骨结节
胫神经(S1–S2)		

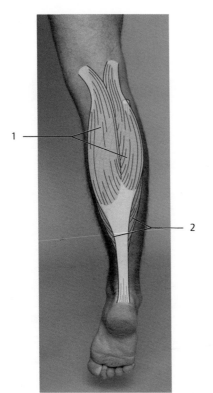

图 164 参与踝关节跖屈的肌肉。
1：腓肠肌
2：比目鱼肌

临床症状

短缩：短缩可导致足下垂。由于大多数跖屈肌可引起旋后，足也容易处于旋后位。足下垂导致受累侧下肢功能性延长，进而改变了生理性步态模式（见第 252 页）。

无力：足趾离地期的肌力减弱，肌力减弱程度与损伤程度成比例。患者不能单脚足尖站立，弹跳力也显著减弱。患者有可能发展成为爪形足。因为腓肠肌也参与屈膝，膝关节或出现过伸。在这种情况下，受累侧下肢站立时患者存在平衡障碍。

1 级　触诊时患者俯卧,膝关节轻度屈曲。跖肌位于腓肠肌外侧头下方而无法触及。

以下参与踝背屈的肌肉,在完成其主要功能性动作时更易触及:

- 长屈肌(大足趾屈曲,见第 243~245 页)
- 趾长屈肌(足趾屈曲,见第 239~241 页)
- 胫骨后肌(距下关节旋后,见第 230~233 页)
- 腓骨长肌和腓骨短肌(距下关节旋前,见第 234~236 页)

2 级　患者俯卧,膝关节伸直,足垂于检查台边缘外(图 165a)。

检查者在踝关节上方固定患者小腿。运动在踝关节水平完成,但不能通过足趾屈曲来模拟。

3 级　起始姿势和固定方式同 2 级肌力检查(图 165b)。检查者在患者足底和足跟处施加最大阻力。

4 级　患者单脚站立进行检查(图 165c)。患者可完成全范围关节活动至脚尖站立。

5 级　起始姿势同 4 级肌力检查。这个动作需完成 5 次。

6 级　起始姿势同 4 级肌力检查。这个动作需完成 10 次。

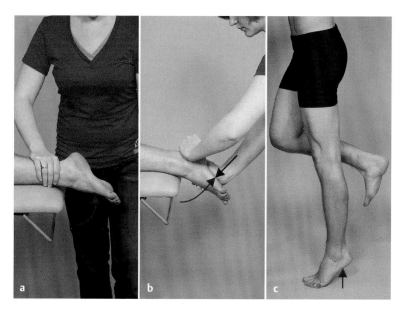

图 165　踝关节跖屈 2~6 级肌力检查。

■ 距下关节旋后(图 166)

	肌肉	起点	止点
1	腓肠肌 内侧头 外侧头 胫神经(S1–S2)	股骨内侧髁 股骨外侧髁	跟骨结节 跟骨结节
2	比目鱼肌 胫神经(S1–S2)	腓骨头,腓骨后侧面(译者 注:原文为 posterior third of fibula, 在踝关节跖屈 一节为 posterior aspect of fibula), 胫骨比目鱼肌 线,比目鱼肌腱弓	跟骨结节
3	胫骨后肌 胫神经(L4–L5)	骨间膜,胫骨后侧面和腓骨 后侧面	舟骨结节,内侧、中间 和外侧楔骨
4	胫骨前肌 腓深神经(L4–L5)	胫骨外侧面,骨间膜,小腿 筋膜	内侧楔骨跖面, 第 1 跖骨
5	趾长屈肌 胫神经(S1–S3)	胫骨后侧面	第 2~5 足趾的远节趾 骨
6	长屈肌 胫神经(S1–S3)	腓骨后侧面,骨间膜,小腿 后侧肌间隔	第 1 足趾的远节趾骨
7	长伸肌 腓深神经(L4–S1)	腓骨内侧,骨间膜	第 1 足趾的远节趾骨

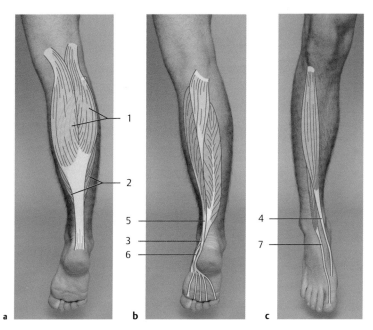

图 166　参与距下关节旋后的肌肉。

1：腓肠肌
2：比目鱼肌
3：胫骨后肌
4：胫骨前肌

5：趾长屈肌
6：长屈肌
7：长伸肌

临床症状

短缩：足内翻(马蹄内翻足)。当患者步行时,足底外侧过度负载,内翻位时主要负重部位在前足。

因为大部分旋后肌可引起跖屈, 详见跖屈部分肌肉短缩 (见第 228 页)。

无力：根据无力的严重程度,患者可发展为马蹄外翻足。足下垂的足弓和足内侧缘负重更多。同时患者平衡功能也会受损。

1 级 触诊时,患者取仰卧位,膝关节略屈曲,足伸出至检查台边缘外。当患者小腿顶住检查者的下肢时更易触诊。当足同时跖屈和旋后时,胫骨后肌最易触及。

如果检查者不确定肌肉收缩情况,参与距下关节旋后的所有肌肉在完成其主要功能性动作时更易触及:

- 腓肠肌(踝关节跖屈,见第 227~228 页)
- 比目鱼肌(踝关节跖屈,见第 227~228 页)
- 胫骨前肌(踝关节背屈,见第 224~225 页)
- 趾长屈肌(足趾屈曲,见第 239~240 页)
- 长屈肌(大足趾屈曲,见第 243~244 页)
- 长伸肌(大足趾伸展,见第 241~242 页)

2 级 患者坐位,下肢伸直(图 167a),检查者在踝关节上方固定小腿。

因为很多旋后肌肉会引发跖屈,患者在跖屈位下完成此动作。

3 级 患者侧卧位,伸足超过检查台边缘(图 167b),检查者在内踝上方固定患者小腿。

4~6 级 起始姿势和固定方式同 3 级肌力检查(图 167C)。

检查者在患者第 1 跖骨施加阻力。

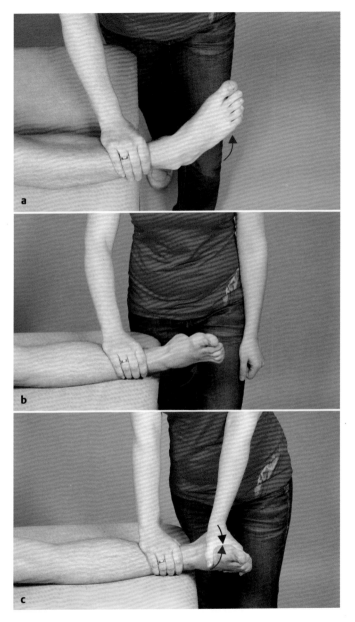

图 167　距下关节旋后 2~6 级肌力检查。

■ 距下关节旋前(图 168)

	肌肉	起点	止点
1	腓骨长肌 腓浅神经(L5–S1)	腓骨头,胫腓关节囊,腓骨近端	第 1 跖骨结节,内侧楔骨
2	腓骨短肌 腓浅神经(L5–S1)	腓骨外侧面	第 5 跖骨粗隆
3	趾长伸肌 腓深神经(L5–S1)	胫骨外侧髁,腓骨头,腓骨前 缘,小腿筋膜,骨间膜	第 2~5 足趾后腱膜

临床症状

短缩:导致马蹄外翻足畸形。此时,步行时主要的负重在足内侧。

无力:当距下关节外侧稳定性受到破坏,患者容易扭伤(旋后损伤)。如果患者有这种情况,也应评估患者单腿站立时的平衡性。

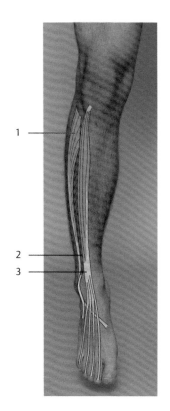

图 168　参与距下关节旋前的肌肉。

1：腓骨长肌

2：腓骨短肌

3：趾长伸肌

1 级　患者仰卧位,膝关节略屈曲,伸足超过检查台边缘外。当患者小腿顶住检查者下肢时,更容易完成触诊。

当趾长伸肌完成其主要功能性活动时(足趾伸展,见第 237~238 页),其更容易被触及。

2 级　患者坐位,下肢伸直,伸足超过检查台边缘外(图 169a)。

3 级　患者侧卧位(图 169b),伸足超过检查台边缘外,检查者在外踝上方固定患者小腿。

4~6 级　起始姿势和固定方式同 3 级肌力检查(图 169c)。

检查者在患者第 5 跖骨施加阻力。

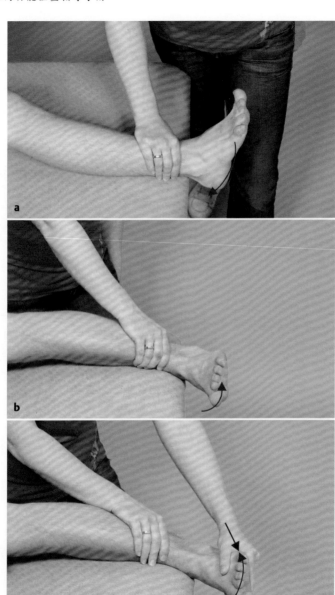

图 169　距下关节旋前 2~6 级肌力检查。

足趾关节

■ 足趾伸展 (图 170)

	肌肉	起点	止点
1	趾长伸肌	胫骨外侧髁,腓骨头,腓骨前缘,小腿筋膜,骨间膜	第 2~5 足趾后腱膜
	腓深神经(L5–S1)		
2	趾短伸肌 腓深神经(S1–S2)	跟骨,伸肌下支持带	第 2~5 足趾后腱膜

临床症状

　　短缩:形成爪形趾畸形。

　　无力:如果趾长伸肌无力,减弱的肌力表现为足背屈轻度无力。

　　1 级　患者坐位,下肢伸直,检查者触诊这些肌肉。踝关节上部(译者注:原文为 the upper ankle)呈中立位。

　　2 级　患者取坐位,双下肢伸直(图 173a)。检查者在第 2~5 跖骨远端近关节处固定患者前足,在部分关节活动范围内完成此动作。

　　3 级　起始姿势和固定方式同 2 级肌力检查。在全关节活动范围内完成此动作。

　　4~6 级　起始姿势和固定方式同 2 级肌力检查(图 171b)。

　　检查者在患者足趾的近节、中节和远节趾骨施加阻力。

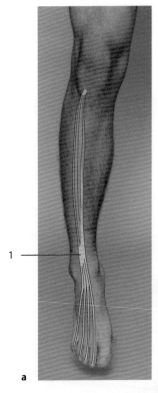

图 170　参与足趾伸展的肌肉。

1: 趾长伸肌

2: 趾短伸肌

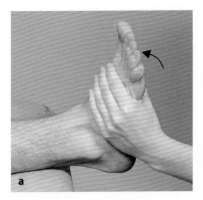
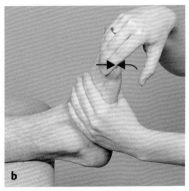

图 171　足趾伸展 2~6 级肌力检查。

■ 足趾屈曲 (图 172)

	肌肉	起点	止点
1	趾长屈肌 胫神经 (S1–S3)	胫骨后侧面	第 2~5 远节趾骨
2	趾短屈肌	跟骨结节下面,跖腱膜近端	第 2~5 中节趾骨
	足底内侧神经 (L5–S1) 蚓状肌	每个趾长屈肌腱内侧	第 2~5 近节趾骨内侧,第 2~5 足趾后腱膜
	足底内侧神经 (第 1、2、3 蚓状肌),足底外侧神经 (第 4 蚓状肌) (L5–S2)		
	骨间背侧肌	所有相邻的跖骨表面足底长韧带	第 2~4 足趾的近节趾骨基底
	足底外侧神经 (S1–S2)		
	骨间足底肌	第 3~5 跖骨内侧	第 3~5 足趾近节趾骨基底内侧
	足底外侧神经 (S1–S2)		
	小趾短屈肌	第 5 跖骨基底	第 5 足趾近节趾骨基底
	足底外侧神经 (S1–S2)		

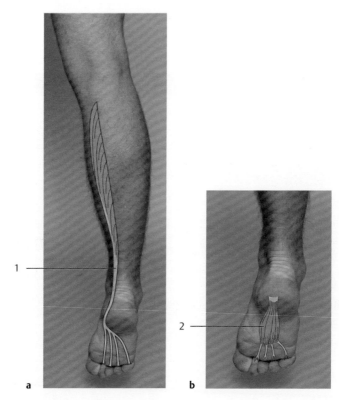

图 172　参与足趾屈曲的肌肉。

1：趾长屈肌

2：趾短屈肌

临床症状

　　短缩：足趾关节屈曲位。足趾离地相时功能障碍更明显。

　　无力：出现爪状趾、锤状趾、足弓扁平（扁平足）。

---

　　1 级　患者取坐位，双下肢伸直，检查者触诊足趾屈肌。踝关节中立位，在参与该运动的肌肉中，只有趾长屈肌和骨间背侧肌可被触及。

　　2 级　患者取坐位，伸直双下肢（图 173a）。检查者在第 2~5 跖骨近关节处固定患者前足，在部分关节活动范围内完成此动作。

　　3 级　起始位置和固定方法同 2 级肌力检查。在全关节活动范围内完成此动作。

4~6 级　起始姿势和固定方式同 2 级肌力检查(图 173b)。

检查者在患者第 2~5 足趾近节、中节和远节趾骨施加阻力。

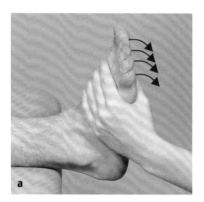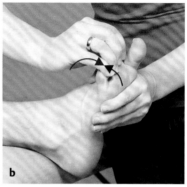

图 173　足趾屈曲 2~6 级肌力检查。

■ 大足趾伸展(趾)(图 174)

	肌肉	起点	止点
1	长伸肌 腓深神经(L4-S1)	腓骨内侧面,骨间膜	大足趾远节趾骨
2	短伸肌 腓深神经(S1-S2)	跟骨	大足趾后腱膜

临床症状

短缩:出现锤状趾。跖趾关节过伸,因蹈长屈肌的牵拉而使远端趾间关节屈曲。

无力:如果长伸肌无力,减退的肌力表现为踝背屈轻度无力。

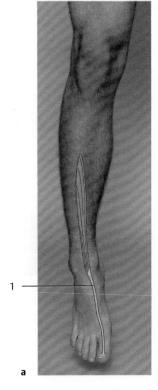
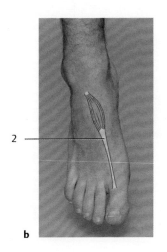

图 174　参与大足趾伸展的肌肉。

1：长伸肌

2：短伸肌

1 级　患者取坐位,双下肢伸直,踝关节中立位。

2 级　患者取坐位,双下肢伸直(175a),检查者于第 1 跖骨远端近关节处固定患者前足,在部分关节活动范围内完成此动作。

3 级　起始姿势和固定方式同 2 级肌力检查。在全关节活动范围内完成此动作。

4~6 级　起始姿势和固定方式同 2 级肌力检查(图 175b)。

检查者在患者大足趾近节和远节趾骨施加阻力。

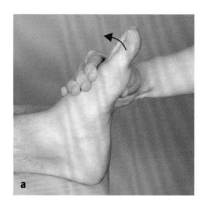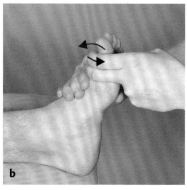

图 175　大足趾伸展 2~6 级肌力检查。

■ 大足趾屈曲（趾）（图 176）

肌肉	起点	止点
1　长屈肌 胫神经(S1–S3)	腓骨后侧面，骨间膜，小腿后侧肌间隔	第 1 足趾近节趾骨基底内、外侧籽骨，
短屈肌 足底内侧神经(L5–S1)	内侧楔骨，足底长韧带，胫骨后肌肌腱	第 1 足趾近节趾骨

临床症状

　　短缩：大足趾屈曲。根据损伤的严重程度，步行过程中足趾离地相功能障碍。

　　无力：大足趾屈肌无力会导致足趾锤状趾畸形，因为大足趾伸肌力量更大，会将大足趾牵拉至过伸位。长屈肌的牵拉将导致远端足趾关节屈曲，同时这些无力的肌群将会影响平衡功能。

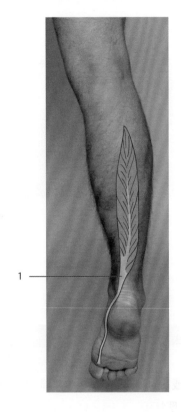

图 176　参与大足趾屈曲的肌肉。
1：长屈肌

　　1 级　患者取坐位,双下肢伸直,检查者触诊大足趾屈肌。踝关节中立位。无法触及踇短屈肌。

　　2 级　患者取坐位,双下肢伸直(图 177a),检查者在第 1 跖骨远端近关节处固定前足,在部分关节活动范围内完成此动作。

　　3 级　起始姿势和固定方式同 2 级肌力检查。在全关节活动范围完成此动作。

　　4~6 级　起始姿势和固定方式同 2 级肌力检查(图 177b)。

　　检查者在患者大足趾近节和远节趾骨施加阻力。

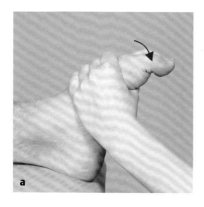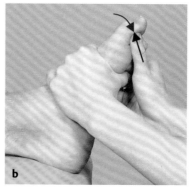

图 177 大足趾屈曲 2~6 级肌力检查。

临床情况——实践示例

本节所描述是下肢最重要的临床情况，也是评估和治疗时最常见的临床问题。

为更好地解释因所述肌肉无力或挛缩所导致的、与正常关节活动的差别，首先需描述正常情况下的生理情况。

因此，首先需要了解这些差别和治疗对这些差别所造成的影响等基础知识。肌肉长度和肌力的变化会导致肌肉失衡，而肌肉协同作用受损的严重程度也决定了临床症状的程度。

即使是很小的差别，长时间也可改变静态平衡。由于持续的病理性负载，它们会对下肢全部关节、骶髂关节和整个脊柱的关节造成损伤，极端情况下，也可能损伤上肢关节。

髋伸展肌无力

在人体站立位水平面上，伸髋肌和屈髋肌维持骨盆于一个不稳定的平衡状态。身体上部重力线与髋关节屈-伸轴准确相交，两组肌肉都通过最小程度的做功来维持人体直立位平衡(图 178)。

若伸肌无力，相对强大的屈肌张力会向前牵拉骨盆。骨盆前倾导致重心转移至屈-伸轴前方。

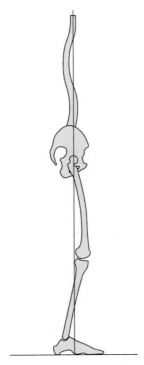 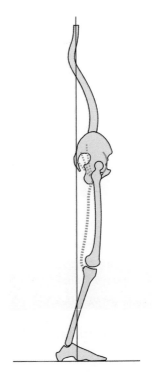

图 178　重力线正常路径。　　　　　图 179　上身后倾缓解伸髋肌无力。

鉴于患者无法主动代偿这一重心转移，其必须用一些被动的措施来抵消屈肌的牵拉力。

上身后倾将使骨盆被动回位，反过来会导致髋关节过伸。此时，上身重力线位于髋关节屈–伸轴的后方（图 179）。此时躯干前部肌肉过度激活。

髂股韧带可防止髋关节过伸，也可限制骨盆过度后倾，从而为患者提供被动稳定，允许其在伸肌无力时仍然可维持站立。

髋屈曲肌短缩

根据关节的哪一部分作为固定臂，哪一部分作为移动臂，屈髋可通过如下两种不同的方式完成：

如果骨盆固定，则通过抬高下肢完成屈髋，如行走时摆动下肢。如果下肢固定,患者则通过倾斜骨盆完成屈髋,如站立时上身前倾。

如果大腿固定,屈髋肌挛缩会导致骨盆前倾,身体重力线前移。为抵消这一偏移,身体会有几种自发的代偿性机制:腰椎过度前凸、轻度屈膝和踝关节过伸(图180)。

如果单侧屈髋肌短缩或一侧短缩更明显,则受累侧骨盆前倾更加明显。在下肢,屈膝可用于代偿患侧挛缩。骨盆倾斜和屈膝会导致下肢功能性短缩,从而使受累侧骨盆下垂(图181)。

此外,骨盆倾斜还会导致脊柱侧弯。如果存在单侧髋关节挛缩,步行时受累侧下肢支撑相末期会出现上身前倾。正常步行时此期应出现的髋关节伸展被短缩的肌肉所阻碍。当负重转移至未受累侧时,上身可恢复直立位。特征性的步行模式是上身前后摆动(摇摆木马步态)。

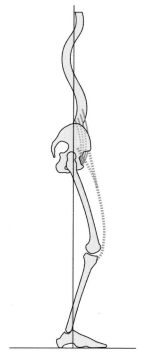

图 180 双侧屈髋肌短缩。

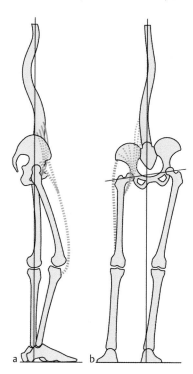

图 181 单侧屈髋肌短缩及其对骨盆和脊柱的影响。

a:侧面观

b:正面观

髋外展肌和内收肌短缩

髋外展肌或内收肌挛缩一般会导致额面上骨盆的移位。这意味着双下肢负重轴与理论上穿过双髋关节的水平线之间夹角发生变化。

即使是轻微短缩,其所造成的移位也会导致双腿负重不对称,继而导致两侧骶髂关节压力不同。如短缩进一步加剧,腿部长度差异所引起的功能变化会变得十分明显。可让患者站立在两个不同的秤上以确定双腿负重的不对称情况。

髋外展肌挛缩会导致患腿功能性延长,而髋内收肌挛缩会导致患腿功能性短缩。患者会通过屈膝或外展功能性长度增加侧的髋关节来代偿下肢长度差异造成的影响。因骨盆倾斜,脊柱整体表现为侧弯(图182 和图 183)。

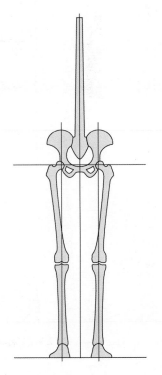 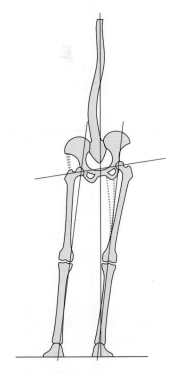

图 182　双腿长度相等时重力线轨迹和下肢负重轴。

图 183　髋外展或髋内收肌短缩时重力线轨迹和下肢负重轴。

髋外展肌无力

髋外展肌可在额面上维持骨盆的稳定性，在患者单腿站立或步态支撑相时此功能表现得更加明显。在这些情况下，髋外展肌单独可负责骨盆在额面上的稳定性。

在支撑相，因支撑腿髋关节旋转中心周围部分体重(部分体重等于体重减去支撑腿重量)的负荷，骨盆存在下沉倾向。

如果将骨盆视为以髋关节为旋转中心的双臂杠杆，部分体重(P)和髋外展肌力(M)分别作用于骨盆。这意味着外展肌力在单足站立位时足以维持骨盆在水平位(图 184)。

功能性部分瘫痪，如髋关节术后，可引起髋外展肌无力(Laube，2009)。

如髋外展肌肌力减弱，可出现以下代偿表现：

■ Trendelenburg 征：患肢支撑相时，患者无法在额面上维持部分体重平衡，骨盆向非受累侧倾斜。如双侧外展肌无力，可观察到"猫步(图 185)。

■ Duchenne 征：支撑相时，患者试图将上身向患侧倾斜越过髋关节轴心以代偿外展肌力下降。身体重心越过髋关节轴心改变了外展肌的力臂，从而使其产生的肌力最小(鸭步)(图 186)。

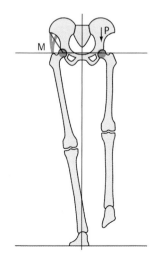

图 184　单下肢站立时髋外展肌维持骨盆稳定(M=外展肌力，P=部分体重)。

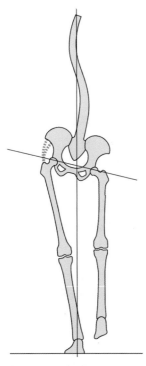 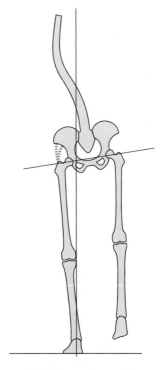

图 185 Trendelenburg 征。　　　　图 186 Duchenne 征。

股四头肌无力

　　股四头肌是跨双关节的肌肉。股直肌是股四头肌的一部分,可屈曲髋关节;所有四个部分都可伸展膝关节。因股四头肌是唯一的伸膝肌,其无力主要表现为伸膝无力。因为其他屈髋肌可以代偿股四头肌的无力,故屈髋时股四头肌无力临床表现不明显。

　　因此,下文将主要描述伸膝功能障碍。

　　为更好地理解膝关节稳定机制,首先必须描述身体重力线轨迹与膝关节屈/伸轴之间的关系。膝关节一开始屈曲,身体重力线即转移至关节运动轴的后方,股四头肌主动收缩以提供膝关节稳定性(图 187)。如果膝关节过伸,身体重力线将转移至运动轴前方,关节后方关节囊韧带结构会替代股四头肌以维持膝关节稳定(图 188)。

　　患者可通过倾斜骨盆带动上身前倾从而使重力线转移至运动轴前方。如果股四头肌无力,患者可通过这一代偿性机制被动固定膝关节于伸膝位。在步行周期中,因为此期单腿承担了全部重量,负重相膝过伸增加。股四头肌功能性部分瘫痪可见于膝关节术后,是手术的一种并发症(Laube,2009)。

　　患者难以完成或需要帮助才能完成爬楼梯、从坐位和下蹲位站起等日常活动。

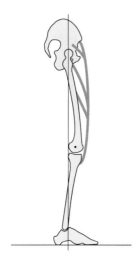 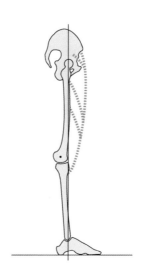

图 187　股四头肌肌力正常时负重轴的轨迹。　　　　图 188　股四头肌无力时负重轴的轨迹。

腘绳肌无力

　　除股二头肌短头外,腘绳肌也为跨双关节肌,可屈膝和伸髋。若腘绳肌无力,屈膝和伸髋功能都会受损。

　　在患者直立和正常步态情况下,腘绳肌可伸髋,而几乎不需臀大肌的辅助。此外,作为最有力的屈膝肌,腘绳肌是膝关节后方的主动稳定结构。患者站立时,若腘绳肌无力,会因伸髋肌力不足而表现为骨盆前倾;同时,因关节后方肌肉稳定性不足,膝关节出现过伸。

　　患者站立时,腘绳肌无力的临床表现类似于股四头肌无力。如果股四头肌无力,可通过主动屈髋将重心移至负重轴,使膝关节过伸。

步行周期中,若腘绳肌无力,会导致单腿负重增加,可观察到支撑相膝过伸增加。

小腿三头肌短缩

小腿三头肌,顾名思义由三个头组成:腓肠肌内、外侧头和比目鱼肌。三者肌腱共同合成跟腱并止于跟骨结节,功能为跖屈踝关节并使距下关节旋后。除小腿三头肌外,跖肌也有相似功能的,也可能发生短缩。

腓肠肌起自股骨内外侧髁,因此也可屈膝。

小腿三头肌的功能对屈膝肌力的重要性略低,但腓肠肌可在踝背伸时限制膝关节过伸。其对踝关节的作用还取决于膝关节屈曲的程度。伸膝时,腓肠肌已被牵伸,因而可充分收缩产生力量。当膝关节屈曲,腓肠肌松弛,不能实现踝关节跖屈。

小腿三头肌短缩会导致踝跖屈和距下关节旋后增加,称为足下垂。站立时,患者可通过屈膝以抵消功能性下肢长度增加(图 189)。

步行时,患肢支撑相始于前足触地。足跟并不着地,支撑相缩短且始终保持屈膝状态。摆动相屈髋和屈膝程度必须增加以利于功能性延长的患肢完成足廓清。小腿三头肌短缩常见于跟腱断裂后。

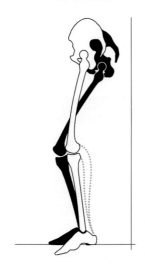

图 189　小腿三头肌短缩伴足下垂（白色图示）。患者可通过屈膝相对延长肌肉长度以实现踝关节充分伸展(黑色图示)。

踝背屈肌无力

正常步行摆动下肢足趾离地后,前足离地。这一抬离过程始于足趾伸展和踝关节背屈。

如踝背屈肌无力或瘫痪,患者可通过增加髋关节和膝关节的屈曲来代偿踝背屈丧失。这意味着在摆动相时患者必须将腿抬得更高以使前足离地。在随后的支撑相,首先着地的是下垂的足尖而不是通常先着地的足跟。此种步态称"跨阈步态"或"高阶步态",以踝背屈肌功能缺失为特征(图 190 和图 191)。

踝背屈肌无力通常由椎间盘突出或小腿前筋膜室综合征所引起。

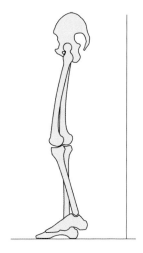

图 190　正常步态。

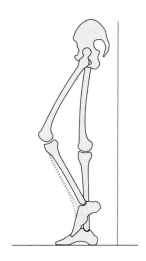

图 191　踝背屈无力导致屈髋、屈膝增加。

试题

1. 定义肌力 0~6 级的分级。

2. 请列举 C6、C7、L4 和 S1 节段的关键肌肉。

3. 原动肌起什么作用,固定肌起什么作用?

4. 髋伸展肌无力的症状是什么?

5. 当髋屈曲肌缩短时会出现什么情况?

6. 描述髋关节外展肌挛缩和髋关节内收肌挛缩时下肢长度的功能性差异。

7. 描述髋外展肌无力所致的跛行的机制。

8. 股四头肌无力和腘绳肌无力二者有什么共同点?

9. 请描述踝背屈肌无力的体征。

10. 人体直立位重力线的轨迹是什么?

11. 向头端走行的肌肉中,哪些在骨盆倾斜中起主要作用? 哪些在骨盆伸直中起关键作用?

12. 哪些肌肉可以抬高胸廓?

13. 哪三根神经损伤会导致翼状肩?

14. 三种不同类型翼状肩之间的区别是什么?

15. Erb 麻痹影响哪些肌肉?

16. Klumpke 麻痹影响哪些肌肉?

17. 肩胛上神经麻痹会导致哪些肌肉瘫痪?

18. 请列出由于腋神经麻痹导致瘫痪的肌肉。在这种情况下哪些活动无力尤为明显？

19. 请列出因肌皮神经麻痹影响的肌肉。

20. 请描述桡神经麻痹、尺神经麻痹和正中神经麻痹的典型临床表现。

21. 什么是握瓶征阳性？其发生的原因是什么？

22. 在中枢和周围神经系统功能障碍时，肌张力及单突触反射活动如何变化？

23. 椎间盘突出的患者中，为什么触觉评估的可靠性低于痛觉评估？

24. L4–L5 椎间盘突出的患者中，当评估关键肌肉、感觉及单突触反射时，会出现哪些症状？

25. 拇指对掌及复位包含哪些运动成分？

26. 三角肌参与肩关节的哪些运动？

27. 大圆肌缩短时，肩关节哪些运动受限？

28. 胸小肌短缩如何影响肩关节位置？肩关节的哪些运动将会受限？

29. 阔筋膜张肌短缩时，髋关节哪些运动会受限？

30. C5–C6 椎间盘突出会影响到哪个节段？L4–L5 椎间盘突出会影响哪个节段？

31. C5–C6 椎间盘突出时应评估哪种单突触反射？L4–L5 椎间盘突出时应评估哪种单突触反射？

32. 距下关节的旋后肌无力时会诱发何种症状？

33. 距下关节的旋前肌无力时会出现什么症状？

34. 肩关节无法全力抬起时必须评估哪些肌肉？

35. 屈腕肌无力的症状是什么？

36. 脊髓灰质炎是中枢神经系统障碍还是周围神经系统障碍？

37. 脊髓灰质炎患者是否存在感觉障碍？

38. 请说出导致神经根受压的病因。

39. 多发性神经病的症状是什么？

40. 请说出中枢性痉挛性瘫痪的症状。

41. 请说出周围性迟缓性瘫痪的症状。

试题答案

1. 0 级,参与运动的肌肉无肉眼可见或可触及的肌肉收缩。

1 级,参与运动的肌肉有肉眼可见或可触及的肌肉收缩。

2 级,消除重力影响,肌肉能在全关节活动范围内活动。

3 级,肌肉可在对抗重力的情况下在全关节活动范围内活动。

4 级,肌肉可在对抗重力和中度阻力的情况下在全关节活动范围内活动。

5 级,肌肉可在对抗重力和最大阻力的情况下在全关节活动范围内活动。

6 级,肌肉可在对抗重力和最大阻力的情况下在全关节活动范围内活动并重复至少 10 次。

2. C6　桡侧腕长伸肌和桡侧腕短伸肌

C7　肱三头肌

L4　胫骨前肌

S1　小腿三头肌

3. 运动过程中原动肌使运动保持在一定的平面内。在屈、伸过程中,原动肌调整此运动。例如,通过旋转、外展、或内收进行调整。固定肌是使肩胛骨附着于躯干或使骨盆附着于躯干的肌肉。当身体一部分移动时,固定肌使身体的另一部分固定不动。

4. 为了抵抗过强的屈髋肌力并避免骨盆倾斜,患者向后弯曲上半身。如此,髋关节过伸,通过髂股韧带提供被动稳定。

5. 双侧屈髋肌短缩,特征是通过上半身向前弯曲增加骨盆倾斜、限制伸髋、腰椎过度前凸、屈膝代偿上半身移动,及踝关节伸展范围增加。单侧屈髋肌短缩,患侧骨盆向前倾斜,膝关节屈曲。单侧短缩导致患侧下肢功能性短缩,以及骨盆倾斜和脊柱侧凸。

6. 外展肌挛缩导致患侧下肢功能性延长,内收肌挛缩导致患侧下肢功能性缩短。

7. Duchenne 征:无力侧支撑相,患者将上半身移至患侧髋关节上方以放松肌肉。Trendelenburg 征:患侧支撑相时,由于外展肌不能稳定骨盆,健侧骨盆下沉。

8. 膝关节过伸,以及通过后侧的关节囊韧带结构使膝关节被动稳定。

9. 踝关节背屈不能需要增加屈髋和屈膝来使前脚抬离地面。患侧站立初期首次触地的是前脚掌。

10. 从侧面观察,重力线从外耳道移至髋关节,通过膝关节中心,最后直至足部的足舟骨。

11. 骨盆倾斜主要由屈髋肌控制,骨盆伸直主要由伸髋肌控制。

12. 竖脊肌、斜角肌、胸锁乳突肌、胸大肌及胸小肌等与肩胛骨固定肌肉相互作用完成。

13. 副神经——斜方肌

　　胸长神经——前踞肌

　　肩胛背神经——菱形肌

14. 如果副神经受损,肩胛骨明显向内侧移位。如果胸长神经受损,向内侧牵拉肩胛骨。如果肩胛背神经受损,肩胛骨仅轻微向外侧移位。当抬上臂时,翼状肩及肩胛无力不如其他两种形式明显。

15. 三角肌、大圆肌、冈上肌、冈下肌、前踞肌、菱形肌、肱二头肌、肱桡肌和旋后肌受累。

16. 指屈肌、蚓状肌和骨间肌受累。

17. 冈上肌和冈下肌瘫痪。

18. 三角肌和小圆肌瘫痪,肩关节前屈、外展和外旋无力。

19. 肱二头肌、肱肌及喙肱肌肌力减弱。

20. 桡神经麻痹——垂腕

　　正中神经麻痹——猿手

　　尺神经麻痹——爪形手

21. 由于正中神经麻痹,大拇指基底部肌肉萎缩时,会出现握瓶征阳性。当患者试图用患手抓握瓶子时,其拇指不能充分外展;结果是拇指与示指之间的指蹼碰不到瓶子。

22. 中枢神经系统损伤患者中,肌张力和单突触反射活动通常是增加的;周围神经系统损伤患者中,它们是减弱的。

23. 触觉的皮节之间有高度的重叠,而痛觉不存在上述情况。

24. 关键肌:胫骨前肌无力,股四头肌无力。

感觉:大腿外侧区、髌骨的下半部分,以及小腿内侧到足内缘感觉障碍。

单突触反射:膝反射减弱。

25. 拇指对掌:
- 拇指腕掌关节外展和屈曲。
- 拇指掌指关节和指间关节屈曲。

拇指复位:
- 拇腕掌关节外展和伸展。
- 拇指掌指关节和指间关节伸展。

26. 三角肌参与肩关节的所有运动。

27. 如果大圆肌短缩,则前屈、外旋和外展或都受限。

28. 胸小肌短缩影响肩胛骨外展(伸展),这会限制上肢前屈、外旋及外展。

29. 伸髋和髋内收或受限,外旋或轻度受限。

30. 若 C5–C6 椎间盘突出,则 C6 节段受累。若 L4–L5 椎间盘突出,则 L4 节段受累。

31. 若 C5–C6 椎间盘突出,则必须检查肱桡肌反射。若 L4–L5 椎间盘突出,则必须检查膝反射。

32. 踝关节旋后肌无力会引起足外翻。

33. 由于踝关节旋前肌无力,足外侧不稳定,将会导致踝扭伤。

34. 如果不能尽全力完成前屈,则必须评估肩关节肌肉(三角肌、肱二头肌、胸大肌、喙肱肌和冈上肌),也必须评估固定及移动肩关节的肌肉(斜方肌和前锯肌)。

35. 当患者前臂旋后拎提重物时,其不能够使腕关节保持于中立位。手腕向后倾斜。

36. 脊髓灰质炎影响周围神经系统。损伤影响前角运动神经元,始于第一级和第二级运动神经元之间的突触。

37. 由于脊髓灰质炎主要是前角运动神经元区域的炎症,所以感觉功能未受累。

38. 椎间盘突出;关节突区域退行性改变。

39. 损伤通常是双侧,并多发生在肢体的远端。运动、感觉、自主神经功能障碍影响数根神经。袜子手套样感觉丧失、伴显著肌肉萎缩的迟缓性瘫痪和皮肤营养障碍。本体感觉也受损,患者站立步态不稳。

40. 肌力减退伴精细运动功能受损、肌张力增高、反射活动增强,病理反射,单突触反射减退或消失,无退行性肌肉萎缩。

41. 肌力减弱或完全丧失、肌张力降低、肌肉反射减弱或消失,以及肌肉萎缩。

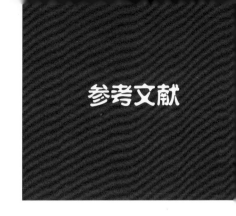

参考文献

Benninghoff, A., Goertler, K.: Lehrbuch der Anatomie des Menschen, Bd. 1, 9. Aufl. Urban & Schwarzenberg, München 1964

Brinckmann P., Frobin W., Leivseth G.: Musculoskeletal Biomechanics. Thieme, Stuttgart 2002

Bruegger, A.: Die Erkrankungen des Bewegungsapparates und seines Nervensystems, 2. Aufl. Fischer, Stuttgart 1980

Buckup, K.: Clinical Tests for the Musculoskeletal System. Examinations – Signs – Phenomena, 2nd ed. Thieme, Stuttgart 2008

Daniels, Worthingham: Muskelfunktionsprüfung, 4. Aufl. Fischer, Stuttgart 1982

Dauber, W.: Pocket Atlas of Human Anatomy, Founded by Heinz Feneis, 5th ed. Thieme, Stuttgart 2006

Duus, P.: Duus' Topical Diagnosis in Neurology, 5th ed. Thieme, Stuttgart 2012

Frisch, H.: Programmierte Untersuchung des Bewegungsapparates, 1. Aufl. Springer, Berlin 1983

Gustavsen, R., Streeck R.: Trainingstherapie im Rahmen der Manuellen Medizin, 2. Aufl. Thieme, Stuttgart 1991

Hislop, H.J., Montgomery, J.: Daniels' und Worthinghams Muskeltests. Elsevier, München 1999

Hoppenfeld, S.: Orthopädische Neurologie. Enke, Stuttgart 1980

Janda V.: Manuelle Funktionsdiagnostik, 4. Aufl. Urban & Fischer bei Elsevier, München 2009

Kahle, W.: Color Atlas of Human Anatomy, Vol 3, Nervous System and Sensory Organs, 6th ed. Thieme, Stuttgart, 2010

Kapandji, I.A.: Funktionelle Anatomie der Gelenke, Bd. 1: Obere Extremität, 1984, Bd. 2: Untere Extremität, 1985, Bd. 3: Rumpf und Wirbelsäule. Enke, Stuttgart 1985

Kendall, H.O., Kendall, F.P., Wadsworth, G.E.: Muscles, Testing and Function, 2nd ed. Williams & Wilkins, Baltimore 1971

Klein-Vogelbach, S.: Funktionelle Bewegungslehre, 2. Aufl. Springer, Berlin 1977

von Lanz, T., Wachsmuth W.: Praktische Anatomie, Bd. 1/3: Arm, Bd. 1/4: Bein und Statik. Springer, Berlin 1972

Laube, W.: Sensomotorisches System. Thieme, Stuttgart 2009

Lewitt, K.: Manuelle Medizin, 2. Aufl. J. Barth, Leipzig 1977

Matthiass, H.H.: Klinische Meßmethoden an der Wirbelsäule. In Junghanns H. (Hrsg.), Diagnostik der Wirbelsäulenerkrankungen, Die Wirbelsäule in Forschung und Praxis, Bd. 83. Hippokrates, Stuttgart 1979: 23–29

Meinecke, F.-W.: Verletzungen der Wirbelsäule und des Rückenmarks – spezielle Chirurgie für die Praxis. Thieme, Stuttgart 1980

Montgomery J., Hislop H.J.: Daniel's und Worthingham's Muskeltests: Manuelle Untersuchungstechniken, 8. Aufl. Urban & Fischer bei Elsevier, München 2007

Mumenthaler, M., Mattle H.: Neurology, 4th ed. Thieme, Stuttgart 2003

Pernkopf, E.: Atlas der topografischen und angewandten Anatomie des Menschen, Bd. 1 u. 2, 2. Aufl. Urban & Schwarzenberg, München 1980

Platzer, W.: Color Atlas of Human Anatomy, Vol 1, Locomotor System, 7th ed. Thieme, Stuttgart 2014

Rohen, J.W.: Funktionelle Neuroanatomie Lehrbuch und Atlas, 6. Aufl. Schattauer, Stuttgart 2001

Schmidtbleicher, D.: Zum Problem der Definition des Begriffs Kraftausdauer. In Carl, K., Starischka, S., Stork, H. (Hrsg.), Kraftausdauertraining, Bericht zum BISPSymposium, Sport und Buch, Köln 1989: 10–30

Schünke, M., Schulte, E., Schumacher, U.: THIEME Atlas of Anatomy Image Collection— Head and Neuroanatomy. Thieme, Stuttgart 2007

Sobotta, J., Becher H.: Atlas der Anatomie des Menschen, Bd. 1 u. 3, 17. Aufl. Urban & Schwarzenberg, München 1972

Tittel, K.: Beschreibende und funktionelle Anatomie des Menschen, 8. Aufl. Fischer, Stuttgart 1978

Winkel, D., Vleeming, A., Fisher, S., Meijer, O.G., Vroege C.: Nichtoperative Orthopädie, Teil 1: Anatomie in vivo; Teil 2: Diagnostik. Fischer, Stuttgart 1985

索　引